암을이기는 항암밥상

이승혁 지음

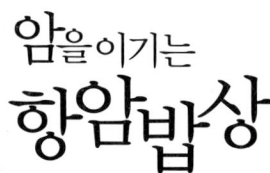

암을이기는 항암밥상

젊은 한의사가 쓴 암癌 정복 리포트

저자 | 이승혁

1판1쇄 인쇄 | 2013년 4월 10일
1판1쇄 발행 | 2013년 4월 15일
1판2쇄 발행 | 2014년 5월 1일

발행처 | 건강다이제스트社
발행인 | 이정숙

출판등록 | 1996. 9. 9
등록번호 | 03-935호
주소 | 서울특별시 용산구 효창동 5-3호 대신빌딩 3층
　　　　 (우편번호 140-896)
TEL | 02-702-6333 FAX / 02-702-6334

ISBN 978-89-7587-079-8   13510

암을이기는
항암밥상

젊은 한의사가 쓴 암癌 정복 리포트

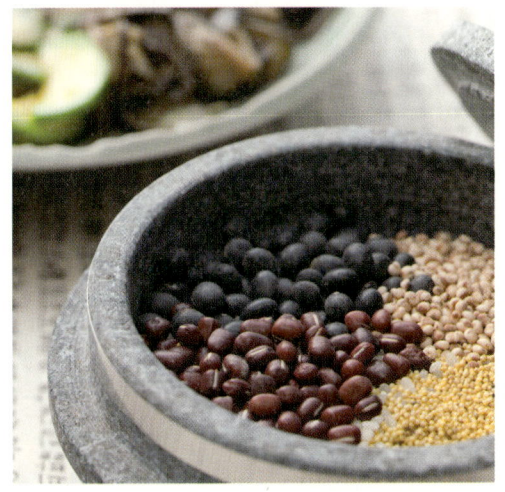

이승혁 지음
한의학 박사 (한중제생QOL한의원 원장)

건강다이제스트 社

책을 펴내면서

암 환자와 상담하면서 환자 본인이나 보호자 역시 가장 많이 질문하는 것이 무엇을 먹으면 좋을까 하는 점이다.

개개인의 특성이나 체질에 따라 좋은 음식은 조금씩 틀릴 수 있다. 하지만 암에 대한 유전자와 그것을 통제하는 신체기전이 밝혀지고, 먹는 식품이 암의 발생에 중요한 영향을 미친다는 것도 과학적으로 밝혀진 지금 암을 억제하는 식품의 개념도 많이 발달하고 있으며, 어느 식품에 어떤 항암성분이 있는가에 대한 연구가 활발해지고, 이미 많이 밝혀지기도 했다.

이런 결과는 개인의 특성과는 상관없이 누구나 보편 타당한 결과로 받아들이면 되고, 이런 범주 안에서 한의학적으로 좀더 체질적으로 맞는 음식을 가려내면 별 무리가 없을 것이다.

환자나 보호자들은 암에 절대적인 음식이나 식품을 알고자 하지만 음식이나 식품은 우선 예방효과가 뛰어난 것이지, 치료효과가 절대적이라고는 할 수 없다. 다만 과학적으로 우리 몸을 알칼리성으로 유지시켜야 암세포의 저항력이 약해지고, 우리 몸의 면역이 암과 대항할 수 있는 유리한 조건이 된다. 또 혈액에 산소가 풍부하고, 유해산소, 활성산소를 줄여나가야 암이 힘을 못쓰는 상황을 만들어 낼 수 있기 때문에 음식을 철저히 가리는 것은 건강하게 암 투병을 장기적으로 할 수 있는 아주 중요한 요인이 된다. 그렇기 때문에 채식이 강조되는 경향이 나오게 되는 것이다. (병원에서는 부정하지만....)

생각보다도 암 투병은 기나긴 여정으로 생각해야 하기 때문에 생활습관을 바꾸고 기호식품을 바꾸는 것이 바로 암치료라고 생각해야 한다.

　현대는 약물의 과용시대이다. 가령 비타민의 중요함을 강조할수록 비타민정제로 해결하려는 것이 현대의 개념이다. 하지만 비타민 정제는 우리가 바라는 비타민의 효과를 내지 못하고 오히려 부작용만 낳을 수 있다. 너무 쉽게 간편한 방법으로 좋은 효과를 바라는 것은 아닌지 생각해 보아야 할 문제이다. 다시 한 번 강조하지만 비타민은 자연스럽게 채소나 과일에서 섭취해야 한다.

　그리고 지금은 오염과 공해의 시대이다. 보다 우리 몸을 깨끗하게 해독시켜야 암과 같은 병에서 벗어날 수 있다. 그리고 그것은 바른 먹거리를 찾는 것에서 시작해야 한다. 지나친 인스턴트 음식이나 육식, 과식은 결코 암의 증가율과 무관하지 않다.

　약만으로는 암과 같은 만성병, 난치병을 고칠 수 없다. 체질을 바꾼다는 개념으로 식생활 개선을 통해 암세포가 몸에서 발붙일 곳이 없도록 해야 한다. 설사 현대의학의 힘으로 암에서 벗어났다고 해도 그것은 현재의 상황이지 앞으로의 미래상황은 아니다.

　과거의 생활습관이나 식습관을 버리지 못한다면 재발확률이 높아질 수밖에 없다는 것은 불을 보듯 뻔하다. 음식이나 운동으로도 암을 고쳐나간 사례는 얼마든지 있다. 보다 철저하게 적극적으로 음식요법을 해서 많은 암환자분들이 몸을 개선해 나아가길 바란다.

이 승 혁

목 차

제1장 암!
더 이상 두려워말자

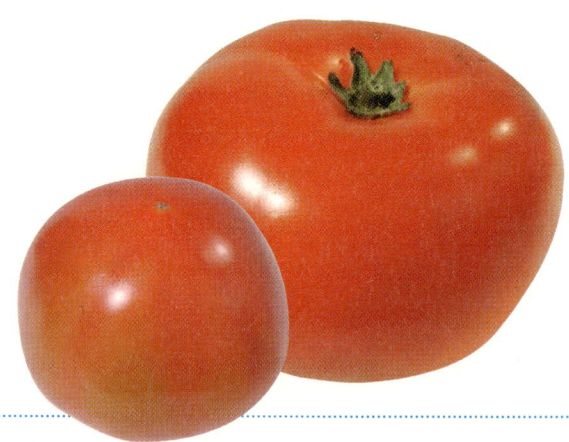

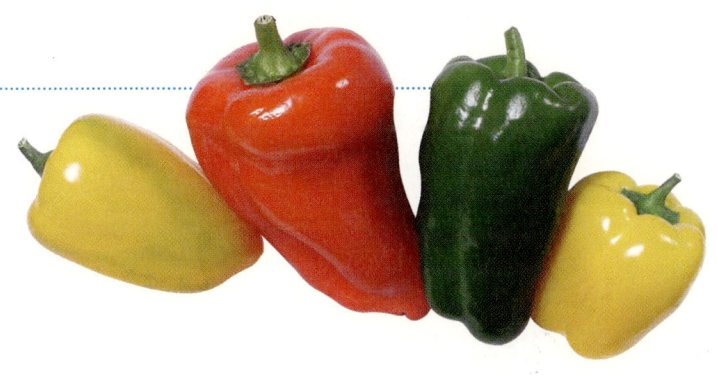

제2장 암을 이기는 식품의 '힘'

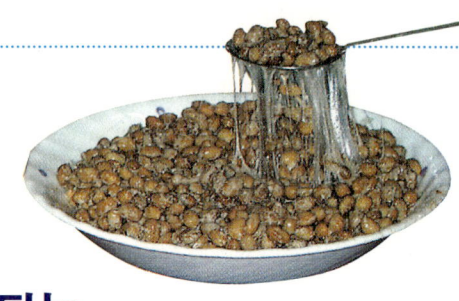

목 차
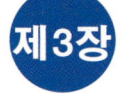

제3장 내 몸에 약이 되는
항암식품

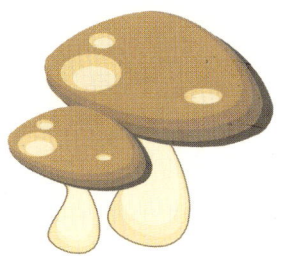

목 차

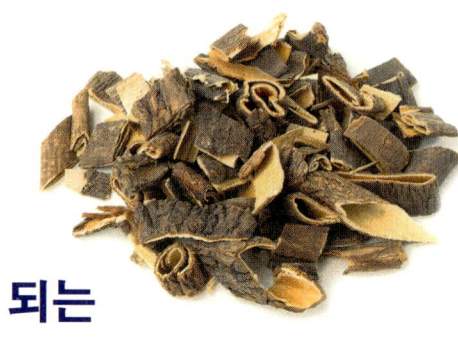

제4장 내 몸에 약이 되는
항암 한약재

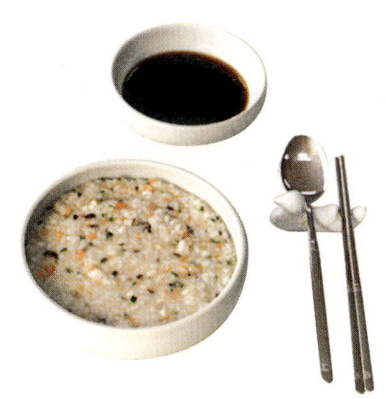

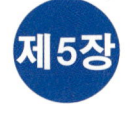 **제5장** **암 환자에게 좋은**
밥 · 죽 · 음료

제1장

암!

더이상 두려워 말자

암은 결코 불치병이 아니다.
암의 발생과정을 알고, 그에 따른
적절한 대응책을 강구한다면
얼마든지 극복할 수 있다.

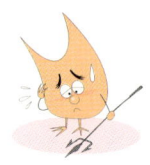

암을 알고 나를 알면
백전백승

　현대인의 불치병 '암'이 인류를 위협하고 있다. 세계 인구의 10%가 암이나 혹은 그 합병증으로 죽어가고 있기 때문이다. 이러한 추세는 우리나라라고 해서 결코 예외는 아니다. 우리나라 사람들의 사망 원인 1위도 단연 암이다. 우리나라 사람들 중 4명 가운데 1명은 암으로 인해 죽어가고 있다는 통계 자료는 경각심을 불러일으키기에 충분하다.

　그 종류도 다양하다. 위암과 간암, 폐암의 발병률이 유난히 높은 가운데 유방암, 대장암, 자궁암 등은 최근들어 가파른 증가세를 보이고 있다. 정녕 우리는 암으로 인해 속수무책 죽어갈 수밖에 없는 존재들인가?

　오늘도 암 정복을 위해 수많은 의학자들이 연구실 불을 밝히고 있지만 아직까지도 암은 여전히 불치병의 영역이다.

예방은 최선의 치료다

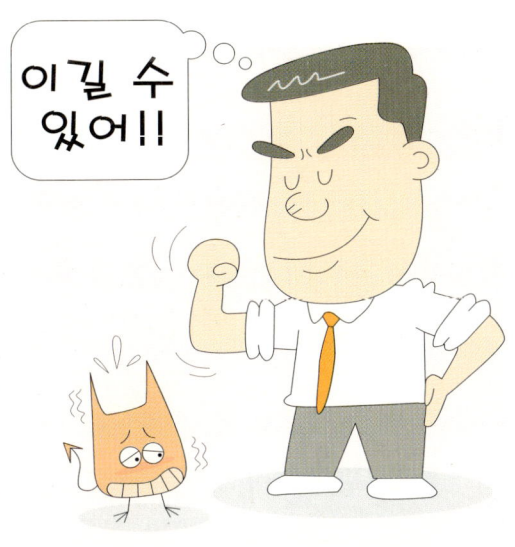

그렇다고 해서 낙담하기는 아직 이르다. 암의 발생 과정을 알고 그에 따른 적절한 대응책을 강구한다면 결코 이기지 못할 이유가 없기 때문이다. 암 또한 치료보다 예방이 더 중요한 질병 가운데 하나라는 말이다.

실제로 그동안의 연구 결과에 의하면 우리 인체에 암을 발병시키는 원인 가운데 체내의 자극에 의해 발병되는 경우는 미미한 수준인 것으로 알려져 있다. 약 20~30%에 불과하기 때문이다. 반면 외부의 자극이나 음식, 흡연, 또는 환경 등 외부요소, 그리고 물이나 공기, 또는 약물 등의 원인에 의한 암 발병률이 70% 이상을 차지한다는 게 의학계의 정설과도 같다.

> 이 사실에서도 알 수 있듯 암의 발생은 우리의 생활과 밀접한 관계가 있다. 따라서 암의 극복법은 결코 먼 데 있지 않다. 우선 우리생활부터 돌아보자. 그리고 생활 곳곳에 숨어있는 암 발생 원인을 하나하나 차단하자.

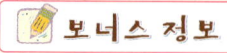

암을 예방하려면
이것만은 지키자

· 일상적으로 먹는 음식에서 고른 영양섭취가 이루어지도록 한다.

· 편식은 절대로 하지 않는다.

· 식품은 신선한 것을 섭취한다. 오랫동안 방치하면 곰팡이균이 침입하여 암
  의 유발에 일정 부분 관여하기 때문이다.

· 색깔 있는 채소와 과일, 잡곡류, 섬유질이 많은 식품을 섭취하여 대변이 원
  활하게 배출되도록 한다.

· 비타민 A, C, E가 들어있는 식품을 적절히 섭취하여 점막의 건강을 지키고
  세포를 강화하면서 암의 발생을 막아야 한다.

· 술을 적게 마시고 과다한 향료나 색소, 방부제가 들어있는 식품은 피한다.

· 너무 뜨겁고, 짜고, 자극성이 많은 음식은 적게 섭취해야 한다.

· 동물성 지방 섭취를 줄이고 단백질이 풍부한 생선, 살코기, 계란, 우유를 적
  절히 섭취해야 한다.

· 담배를 끊는다. 특히 꽁초는 더욱 피워선 안 된다. 임신부의 흡연은 절대로
  금해야 한다.

· 구강 위생을 주의한다.

· 불필요한 약 복용은 삼가고 함부로 호르몬제도 복용하지 않아야 한다.

· 강렬한 햇살에 과다 노출돼서는 안 된다.

· 화학약제, 염료, 석면가루, 살충제, 그리고 오염된 물과 공기와의 접촉은 되도록 피한다.

· 암을 일으킬 수 있는 환경 속에서 일하거나 거주하지 않도록 한다.

· 정기적인 신체검사를 행한다.

· 방사선에 노출되지 않도록 하고 불필요한 X선에 노출되지 않도록 한다.

· 운동을 자주 하고 신선한 산소를 많이 섭취해서 신진대사를 촉진시키고 체내 임파구의 해독능력과 암 세포를 파괴시키는 기능을 증가시킨다.

· 여성은 정기적으로 질 내부 검사와 스스로 유방검사를 행한다.

· 가족 중에 암 환자가 있으면 정기적인 건강 검사를 시행하여 암을 미리미리 예방해야 한다.

· 스스로 행하는 초보적인 암 자가 검사법을 배워서 일단 비정상적인 증상이 나타나면 즉시 의사의 진단을 받도록 한다. 절대로 감추거나 다급하다고 해서 맹목적인 치료를 받아서는 안 된다.

· 어떤 병이든지 2~3주가 지났는 데도 차도가 없을 때는 암이 아닌가 의심을 해보아야 한다. 초기의 암은 증상이 거의 없고 잠복기간도 상당히 길기 때문에 자세한 검사를 시행하면 발견할 수가 있다.

· 암으로 확정되기 전에는 멋대로 치료를 해서는 안 된다. 진단이 확정된 뒤에는 차분한 마음가짐으로 올바른 치료를 받아야 한다.

· 평소에 암에 대한 지식을 많이 알아두고 유쾌한 마음과 안정된 정서를 유지해야 한다. 결코 암을 두려워하는 불안한 정서를 가져서는 안 된다.

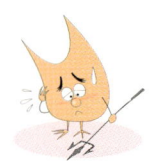

발병률 높은 9대 암
발병 주범들

① 구강암
- 과다한 흡연
- 구강 위생이 좋지 않은 사람

② 위암
- 50대를 넘은 사람
- 훈제와 소금에 절인 식품을 많이 먹는 사람

③ 간암
- B형 간염, 간경화가 진행됐거나 영양불량인 사람
- 식품에서 발생하는 곰팡이독소(Mycotoxin) 등 발암물질이 함유

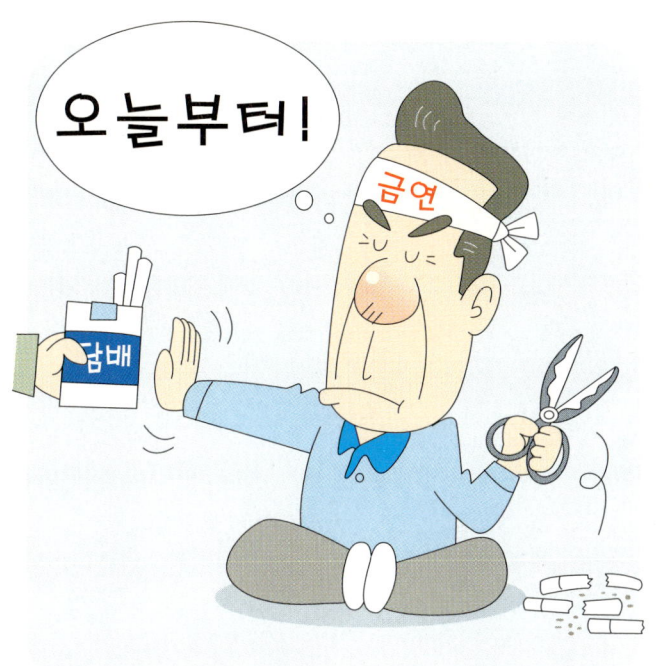

된 경우

· 기생충, 알코올, 화학약물과 면역기능 결함

④ 대장암 · 직장암

· 직장에 육종이 있었던 경우

· 가족 중에 직장 육종이 있었던 경우

· 궤양성 대장염을 앓은 적이 있는 경우

· 혈변

· 연령이 40세를 넘은 경우

⑤ 폐암
- 50세 이상인 대량 흡연자
- 20세 이전부터 흡연한 사람
- 석면을 만지는 작업을 하는 사람

⑥ 유방암
- 가족 또는 친척 중에 유방암을 앓은 사람이 있는 경우
- 35세 이상의 여성
- 평생동안 임신한 적이 없거나 30세가 지나 첫 아이를 분만한 경우

⑦ 자궁경부암
- 20세 이전에 과도한 성적 접촉이 있었던 여성
- 임신기 또는 분만한 뒤 제대로 산후조리를 못한 여성

⑧ 난소암
- 친척 중 난소암 환자가 있는 경우
- 50세 이상이 될 때까지 일생동안 임신을 한 적이 없는 여성

⑨ 피부암
- 강렬한 햇빛에 과다 노출된 경우
- 피부가 너무 흰 사람
- 직업상 석탄 찌꺼기, 콜타르 등과 접촉하는 사람

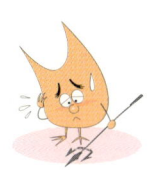

혹시 내 몸에 **암**이?
자가 체크법

대부분의 암은 초기 때 아무런 증상을 나타내지 않는 경우가 많다. 그렇더라도 스스로 정기적인 자기 검사를 통해 늘 관심을 갖는다면 조기에 발견할 수 있으며, 이는 조기 치료에 의한 암 치료효율을 훨씬 더 높일 수 있는 최선의 암 극복법이 될 수 있다.

하는 요령도 간단하다. 일반적으로 매달 하루를 정하여 목욕을 한 뒤 일상적인 자아검사를 행하면 된다. 검사하는 장소로는 밝고 비교적 조용한 곳이 좋다. 이때는 전신 거울을 준비하자.

검사는 자신의 눈과 두 손으로 진행한다. 자기의 몸이 정상인지의 여부를 살피는 것이다. 만져보고 눌러보고 쓸어보면서 세심하게 체크해보면 일부 암의 경우는 잠복 부위를 알아낼 수도 있다. 번거롭다고 생각하지 말자. 암으로 인한 극심한 고통의 무게를 생각한다면 그것은 결코 귀찮고 번거로운 일이 될 수 없을 것이다.

암을 알리는
12가지 위험 신호

① 귀울림, 귀막힘, 코막힘, 편두통, 콧물이 나고 피가 섞여 있을 때는 **비강암**을 의심해본다.

- 초기에는 경미한 편두통과 한쪽 콧구멍이 막히게 된다. 증상이 진행되면 콧물이나 코피가 나오는 현상이 더욱 심해진다. 특히 목의 양쪽 또는 한쪽 부위의 임파선이 부어올라 커다란 종양이 생겨난다. 비강암 초기일 경우는 방사선 조사요법을 활용하면 상당히 높은 치유효율이 있다.

② 까닭없이 기침이 오랫동안 지속되고 가래에 핏줄 또는 핏덩어리가 섞여 있을 때는 **폐암**을 의심해본다.

- 세 가지 두드러진 증상은 기침, 가래, 피가 섞인 가래 등이다. 병이 진행되면서 가슴이 아파오고 열이 나며 입맛이 없어진다. 목소리를 제대로 낼 수도 없게 된다.

③ 구강 안에 까닭 없이 종괴가 돋고 흰 반점이 나타나며 궤양, 출혈 또는 마비 증상이 있을 때는 **구강암**을 의심해본다.

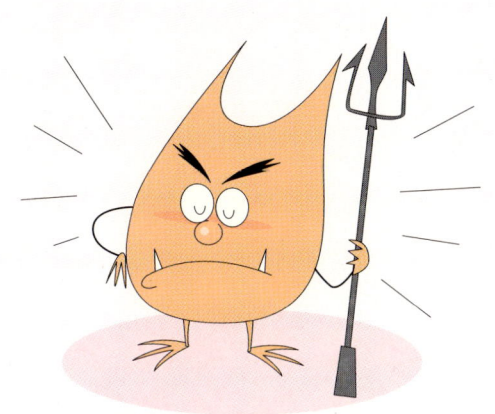

- 구강암의 주된 원인은 음주와 흡연이다. 만성적인 음주를 하거나 흡연의 경력이 길수록 발병률을 높이게 된다.

이러한 구강암은 조기에 발견하여 적절히 치료하면 회복률이 높으므로 구강건강도 늘 체크하는 것이 좋다.

④ 장기간 동안 목이 쉬거나 목소리가 변한 것이 좀처럼 낫지 않을 때는 **후두암**을 의심해본다.

- 초기에는 목안에 이물질이 있는 것 같고 음식을 제대로 삼킬 수가 없다. 증상이 진행되면 물조차도 마실 수가 없을 정도가 된다. 후두암의 경우 연령이 50~60세 이상된 남녀 환자의 비율을 따져보면 6:1로 남성이 비교적 많이 걸린다.

⑤ 소화가 안 되거나 음식을 삼키기가 곤란할 때는 식도암을 의심해본다.

- 찬 음식, 뜨거운 음식에 모두 자극을 느끼고 음식을 제대로 삼킬 수도 없다. 신물이 올라오고 심할 때는 물을 마시는 것조차도 어렵게 된다. 식도암은 대부분 독한 술과 뜨거운 음식 등을 먹고 마실 때 받게 되는 만성적인 자극과 연관이 깊은 것으로 알려져 있다. 그 치료는 수술을 주로 하고 방사선과 항암약물을 투여하면 비교적 좋은 효과가 있다.

⑥ 위가 더부룩하고 식욕이 떨어지며 음식에 대한 기호에 변화가 생겼을 때는 위암을 의심해본다.

- 위가 더부룩하고 부으면서 개운하지 않다. 딸꾹질이 나면서 음식에 대한 요구가 까다롭게 되고 습관도 바뀌게 된다. 위암은 위염에서 위궤양을 거쳐 진행된다는 논리는 근거가 희박하다. 그러나 위궤양이 발생한 뒤에는 이에 자극을 받을 수 있으므로 암으로 진행될 위험성이 비교적 높다. 위암은 조기에 발견하면 수술로 상당히 좋은 치료 효과를 거둘 수 있다.

⑦ 대변의 습관이 바뀌고 때로는 설사가 나거나 변비가 있다. 또 변속에 피가 섞여 있거나 변이 검은색일 때는 대장암을 의심해본다.

- 뱃속에 가스가 차오르면서 통증이 나타나고 꼬르륵거리는 소리가

나게 된다. 대변 배설 횟수가 증가하고 설사와 변비 현상이 번갈아가며 나타나게 된다.

⑧ 복부 위 부위에 통증이 있고 전신이 허약하다. 복부에 물이 있거나 간이 크게 부어오르고 딱딱해지며 황달이 나타날 때는 **간암**이 아닌지 의심해본다.

- 초기증상은 없다. 병이 진행되었을 때 복부 위쪽 부위에 더부룩한 통증이 나타나고 식욕이 떨어진다. 가벼운 황달이 나타나고 온몸이 나른하면서 체중이 감소한다. 속이 미식거리고 구역질이 나며 복수와 간장이 크게 부어오르기도 한다.

특히 간암은 다른 장기로부터 암세포가 전이되어 오는 경우가 많은 것으로 알려져 있다.

그러나 실제로는 간 자체에서도 간염에서 간경화를 거치면서 간암으로 진행되기도 한다. 간암의 치료는 수술을 위주로 하는데 그 기술은 날로 발전돼 가고 있는 실정이다.

⑨ 소변이 잦으면서 양이 적고 배가 아프며 소변 속에 피가 섞여 있다. 소변 줄기가 약하면서 제대로 배설이 잘 안 될 때는 **비뇨기암**을 의심해본다.

- 소변 배설이 시원하지 않고 힘을 주어야 배설이 된다. 요도가 좁아지게 되는데 특히 한밤중에 잔뇨감이 있다.

이러한 전립선암은 고령자에게서 비교적 많이 발생하는 경향을 보인다. 특히 그 증상이 두드러지지 않기 때문에 암의 잠복화에 주의를 기울여야 한다. 치료는 수술을 위주로 하게 된다. 요도를 통해 종양을 절제하는 방법도 상당히 안전하다.

⑩ 여성의 질에서 이상출혈 또는 분비물이 나오고 악취가 날 때 **자궁암**이 아닌지 의심해본다.

- 출혈이 나타난다. 초기 때는 분비물 속에서만 피가 섞여 있는데 증상이 진행됨에 따라 섞여 나오는 피의 양이 많아진다. 어떤 경우는 검붉은 색의 피가 나오기도 한다.

자궁경부암은 결코 무서운 병이 아니다. 초기일 때는 수술로 완치가 가능하므로 기혼여성은 해마다 1회씩 검사를 받는 것이 좋다.

⑪ 유방에 종괴 또는 딱딱한 덩어리가 있을 때 **유방암**이 아닌지 의심해본다.

- 유방 속에 딱딱한 덩어리 또는 혹이 있는 것이 주요 증상이다. 일반적으로 아프지는 않는데, 유방이 작아지게 되면 주의해야 한다. 자신이 직접 검사하기가 매우 쉽다. 평소 거울에 비추어서 유방의 모양을 기억해두었다가 약간이라도 변형이 나타나면 전문의를 찾아가서 상담을 받으면 된다. 유방암도 조기에 치료하면 90% 정도의 치료효율이 있다.

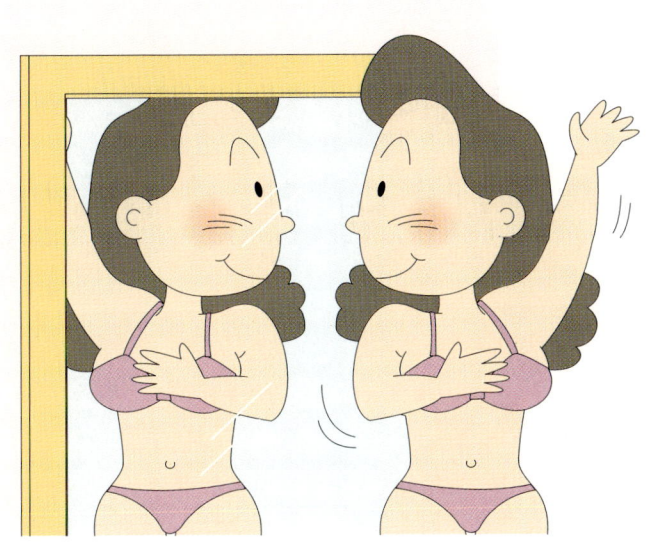

⑫ 궤양이 오래도록 낫지 않고 사마귀 또는 점의 크기와 색깔에 변화가 나타날 때는 피부암이 아닌지 의심해본다.

 - 이 암의 가장 큰 특징은 볼 수가 있다는 것이다. 또 만져지기도 하므로 쉽게 진단할 수 있다. 특히 만성 피부 궤양이 심할 때는 주의를 기울여야 한다. 피부암 중에서 가장 무서운 것은 악성의 흑색 종양이다. 방사선요법이나 화학요법 모두 치료 효율이 낮은 편이다.

이상과 같은 현상이나 증상이 있으면 즉시 병원으로 가서 진찰을 받아 조기에 발견하여 조기에 치료하는 것이 바로 암 예방과 치료의 비결이다.

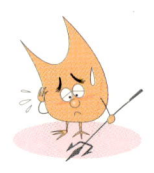

한국인이 잘 걸리는
7대 암 조기 발견법

모든 병이 다 그렇듯이 암도 빨리 발견만 하면 얼마든지 이길 수 있다. 그래서 중요한 것이 조기 검진이다. 우리나라 사람들에게 잘 걸리는 7대 암의 조기 발견법을 현대의학적 측면에서 소개하면 다음과 같다.

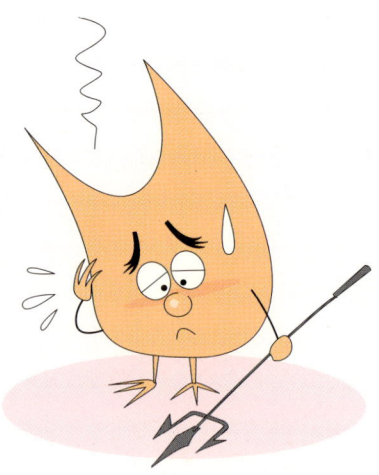

한국인 각별 조심!
위암 조기 발견법

우리나라에서 위암은 가장 흔한 암이다. 발생빈도도 높고 사망률도 높다. 그것은 우리나라 사람들의 전통적인 생활습관과 결코 무관하지 않다. 전통적으로 짜고 맵고 불에 태운 음식을 좋아하는 식생활 습관이 위암의 발병과 밀접한 관계가 있는 것으로 알려져 있다.

특히 불에 탄 고기나 구운 생선이 문제가 된다. 고기가 불에 탈 때는 나이트로자민이라는 화학물질이 생성되는 데 이것이 위암을 일으키는 원인이 되기 때문이다.

또 하나 문제가 되는 것은 헬리코박터 파이로리 세균 감염이다. 물론 학자에 따라 이견이 있을 수 있다. 헬리코박터 파이로리균에 감염된 사람인 경우 모두 위암에 걸리는 것은 아니기 때문이다.

그러나 세계보건기구가 헬리코박터 파이로리균을 강력한 위암 유발인자로 지목하고 있으므로 헬리코박터 파이로리균에 감염된 사람은 평소 경각심을 가질 필요가 있다.

이러한 위암은 다른 어떤 암보다도 조기 발견이 가능한 암종이다. 치료 예후도 좋은 것으로 알려져 있다. 일찍 발견하기만 하면 림프절에 전이가 거의 없이 점막층 또는 점막하층에 국한된 암으로 발견되어 위절제술이나 림프절 곽청술 등의 외과적 치료로 91% 이상 높은 생존율을 보이는 것으로 밝혀져 있기 때문이다. 경우에 따라서는 내시경에 의한 점막절제로 위암으로의 진행을 예방할 수 있다.

그런데 문제는 우리나라의 경우 조기 발견율이 극히 미미하다는 데 그 심각성이 있다. 이웃 일본의 경우 1960년대부터 국가 차원에서 정기검진 사업을 시행하여 현재 조기 위암 발견율이 60~70%를 웃돌고 있는 반면 우리나라의 경우 조기 위암 발견율은 30~40%에 그치고 있다.

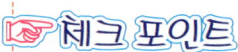 체크 포인트

위암 조기 진단이
꼭 필요한 사람

· 40세 이상 성인
· 가벼운 소화불량 증상이 2주일 이상 지속되는 경우
· 속이 더부룩하고 소화가 잘 안 되며 식욕이 떨어지는 경우
· 장 출혈로 인한 변혈이나 짙은 흑색 변, 또는 토혈 등이 있는 경우

☞ **검사는 어떻게?**

매년 위내시경 검사 또는 상부위장관 조영술을 실시하고 그 결과 3년 연속 정상일 경우 2년마다 실시한다.

☞이런 사람은 각별 조심!

· 만성위축성 위염을 가진 사람

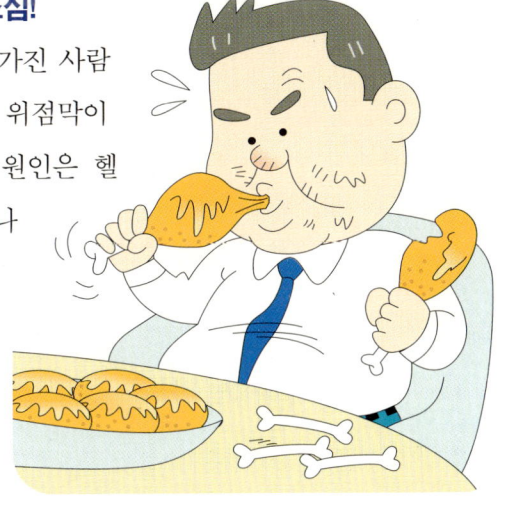

만성 위축성 위염은 위점막이 얇아졌음을 뜻한다. 그 원인은 헬리코박터 세균 감염이나 노화현상과 관련이 있는 것으로 알려져 있다. 이러한 만성 위축성 위염은 서서히 위암으로 진행할 수 있는 여지를 가지고 있다.

· 장상피화생 또는 위 용종 등을 가진 사람

여기서 말하는 장상피화생이란 위 점막이 스트레스 등 각종 자극을 받아 장 점막의 모양처럼 변한 것을 말한다. 이럴 경우 위암 발생 가능성은 매우 높아지므로 1~2년마다 반드시 내시경 검사를 받는 것이 좋다.

· 악성 빈혈 환자

· 절인 음식이나 염도가 높은 음식, 훈증한 음식, 불에 구운 고기나 생선 등을 많이 섭취하는 사람

· 가족 중 위암 환자가 있는 사람

· 방사선에 노출된 사람

· 헬리코박터 파이로리 세균에 감염된 사람

· 과거 위 절제술을 받은 적이 있는 사람

위의 유형은 위암 발생률이 비교적 높은 고위험군에 속하는 대상이므로 30세부터 매년 정기검진을 받는 것이 좋다.

소리없는 죽음의 복병
간암 조기 발견법

소리없는 죽음의 복병으로 알려진 간암. 판정을 받으면 수개월 내에 사망한다는 속설이 퍼지면서 두려움의 대상이 되고 있는 암이다.

이러한 간암은 B형 또는 C형 간염 바이러스를 갖고 있거나 만성 알코올 중독자일 경우 발생 위험도가 매우 높은 것으로 알려져 있다.

간암의 원인 중 85% 정도가 B형 간염이나 C형 간염으로 인해 유발되는 것으로 밝혀져 있기 때문이다.

특히 간암은 말기가 되어서야 비로소 종기로도 만져지고 아프기도 하며 얼굴에 황달이 나타나기도 하는 등 그 증상을 나타내므로 치료 시기를 놓치는 경우가 허다하다.

따라서 무엇보다도 조기 검진, 정기 검진이 중요하다. 아무리 예후가 나쁜 암으로 알려져 있지만 일찍 발견만 하면 간동맥색전술이나

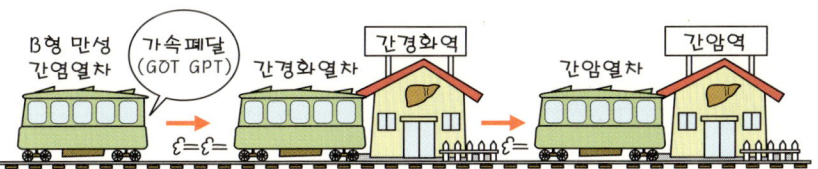

에탄올 주입술 등에 의해 생존율을 크게 향상시킬 수 있는 암이 바로 간암이기 때문이다.

간암 조기 진단이
필요한 사람

남자 30세, 여자 40세 이상으로 다음의 위험인자를 가지고 있는 사람은 각별한 주의를 기울여야 한다.
- B형 또는 C형 간염 바이러스에 의한 만성 간질환 환자
- B형 간염 바이러스 표면항원과 C형 간염바이러스 항체가 모두 음성인 간경화 환자
- 알코올성 간질환 환자
- 간암의 가족력이 있는 경우

☞검사는 어떻게?

6개월마다 복부 초음파 검사와 혈청 알파태아단백 수치를 측정한다.

최근 증가세 뚜렷
대장암 조기 발견법

　최근 4~5년 사이 가장 눈에 띄게 증가세를 보이고 있는 암이 바로 대장암이다. 특히 서구와는 달리 우리나라 사람들의 경우 대장암의 발생 연령이 10년 정도 빠른 것으로 나타나 경각심을 더해주고 있다. 특히 대장암의 전단계인 선종의 발생 빈도가 40세를 기준으로 하여 급격히 증가하는 추세를 보이는 것으로 나타나고 있다.

　그런데 문제는 대장암의 경우 치료 예후가 결코 좋지 않다는 데 있다. 수술이나 항암 화학요법 등의 치료에도 불구하고 생존율은 아직까지 50% 정도로 알려져 있기 때문이다.

　따라서 조기 발견이 무엇보다 중요한 암으로 인식되고 있다. 또 일찍 발견할 경우 적극적인 치료를 하면 생존율을 95%까지 끌어올릴 수 있는 것으로 알려져 있어 희망적이다.

　그러나 복병은 있다. 대장암의 경우 대장 내시경 검사를 통해 얼마든지 조기 발견이 가능한 데도, 많은 사람들이 이 검사에 대해 거부감을 갖고 있다는 것이다. 검사 자체를 기피하고 있어 대장암의 발병률을 높이는 데 일조를 하고 있다.

　하지만 이 기회에 꼭 알아두자. 다른 어떤 암보다도 대장암은 조기 발견이 중요하다는 사실을. 특히 다음과 같은 증상이 나타나면 반드시 전문의의 진단을 받아보아야 한다.

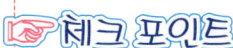 **체크 포인트**

대장암 조기 검진이
필요한 사람

· 하루 3회 이상의 배변에도 불구하고 개운치 않다.
· 혈액 또는 점액이 섞인 변이 나온다.
· 빈혈에 의한 현기증을 자주 느끼거나 체중이 감소한다.
· 하복부 팽만감이나 소화불량이 잦은 경우

☞**검사는 어떻게?**

50세 이후부터 5~10년 간격으로 대장 내시경 검사나 이중조영바륨 관장검사, 에스결장경검사를 병용하여 실시한다.

☞**이런 사람은 각별 조심!**

· 가족 중 대장암 발생 연령이 55세 이하이거나 2명 이상이 있을 경우
-40세부터 5년마다 대장내시경 검사를 실시한다.
· 가족 중 대장암 발생 연령이 55세 이상인 경우
-5년마다 대장내시경 검사를 실시한다.
· 증식성 용종 환자의 경우
· 선종성 용종 환자의 경우

-1cm 미만이면 절제 후 3년마다 대장내시경 검사를 한다.

-1cm 이상이거나 다발성이면 절제 후 1년마다 대장내시경 검사를 한다.

· 염증성 대장질환(궤양성대장염) 환자인 경우

-전 대장에서 병변이 발견되는 경우는 진단 후 8년부터 매년 대장 내시경 검사를 실시한다.

-좌측 대장만 국한된 경우는 진단 후 15년부터 매년 대장내시경 검사를 실시한다.

· 가족성 용종증의 가족력을 가진 사람

-이때는 가족성 용종증 돌연변이 검사와 12세부터 1~2년마다 S장 결장경 검사를 실시한다.

· 유전성 비용종성 대장암 환자 가족인 경우

-20세부터 1~2년 간격으로 대장내시경 검사를 실시한다.

-40세 이후부터는 매년 실시한다.

여성들의 공포
유방암 조기 발견법

서구형 암으로 알려졌던 유방암의 국내 발병률이 무서울 정도다. 가파른 증가세를 보이고 있다.

그런데 한 가지 특이한 것은 서구인의 경우 유방암의 평균 발생 연령이 55~60세로 나이가 들수록 유방암에 잘 걸리는 반면, 국내는 이와는 조금 다른 양상을 보인다는 것이다.

한국인 여성에서는 유방암의 발생률이 40대에 가장 많이 발생하는 경향을 보이고 있기 때문이다.

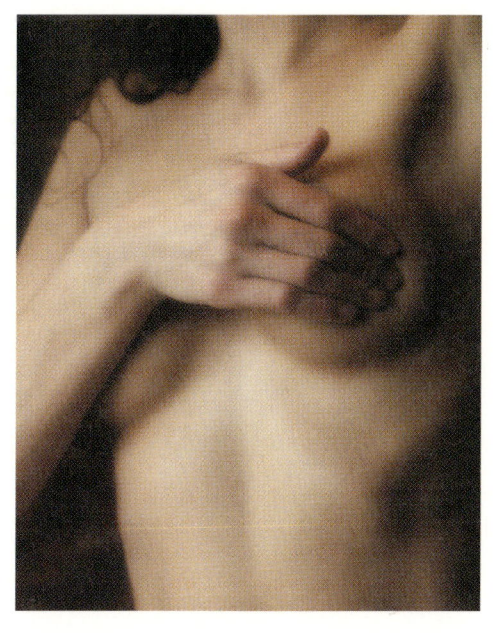

또 미국의 경우 20~30대 유방암의 발생 빈도는 전체 유방암의 5%에 지나지 않지만 우리나라의 경우는 4배 이상 많고, 유방암에 걸린 여성 4명 중 1명은 40대 이전에 발병했다는 점이다. 따라서 우리나라 여성의 경우 30대가 유방암에 가장 취약한 것으로 드러나고 있다.

그런데 문제는 우리나라 젊은 여성들은 상대적으로 작고 단단한 유방을 갖고 있어 유방암의 진단이 그리 쉽지 않다는 데 있다.

그러나 한 달에 한 번씩 자가 검진을 실시하면 조기 진단에 큰 도움이 된다. 특히 조기 발견된 유방암은 생존율이 90% 정도로 매우 높고, 치료 후에도 유방의 모양을 그대로 유지할 수 있으므로 유방암 또한 조기 발견이 무엇보다 중요하다.

유방암 조기 검진이
필요한 사람

· 통증이 없는 단단하고 불규칙한 혹이 유방에서 만져지는 경우
· 유두로부터 지속적으로 피가 섞이거나 맑은 분비물이 나오는
  경우
· 임신 및 출산 후 핏물이 보이는 경우
· 유두나 피부에 함몰이 있는 경우
· 유두 주위에 피부 습진이 있는 경우
· 겨드랑이에서 림프절이 만져지는 경우
· 양쪽 유방이 비대칭인 경우
· 30세 이상의 여성

☞ 검사는 어떻게?

· 30세 이상의 여성은 한 달에 한 번씩 규칙적으로 유방 자가 검진
  을 실시한다.
· 35세 이상의 여성은 2년에 한 번씩 전문의사에게 임상 진찰을 받는다.
· 40세 이상의 여성은 1~2년에 한 번씩 전문의사의 임상 진찰과
  유방 방사선 촬영술을 실시한다. 한편 유방조직이 조밀한 경우는
  유방초음파 검사를 실시한다.

이런 사람은 각별 조심!

· 유방암 가족력이 있는 여성

· 유방암 관련 유전자가 발견된 여성

· 과거 한쪽 유방에 이미 유방암 진단을 받은 적이 있는 여성

이상의 경우는 25세 이후부터 8개월마다 초음파 검사와 매년 유방 촬영술을 실시하는 것이 좋다.

빈궁마마의 아픔

자궁경부암 조기 발견법

여성에게만 있는 자궁은 잉태의 상징이다. 자손을 탄생시키는 보물 창고와도 같은 것이기 때문이다. 이러한 자궁의 입구에 발생하는 암을 자궁경부암이라고 한다. 전 세계 여성 암의 약 15% 정도를 차지하는 것으로 알려져 있다.

그 발생 원인은 정확하게 밝혀져 있지 않다. 다만 성 관계에 의한 인유두종 바이러스나 헤르페스 제 2형 바이러스 등이 여성 생식기에 감염된 뒤 점차 시간이 경과하면서 자궁경부 세포가 암세포로 변형되는 것으로 추측되고 있다.

초기에는 특별한 자각 증상이 없다. 그러나 증상이 상당히 진행된 경우 부정기적인 질 출혈이나 성교 뒤 질 출혈, 질 분비물 증가 등이 나타난다.

따라서 자궁경부암 역시 조기 검진이 필수적이다. 특히 자궁경부암은 초기에 발견하기 쉽고 일찍 발견할 경우 완치율도 높은 암이기 때문이다.

무엇보다 조기 검진 방법이 간단하고 비용도 저렴해 경제적인 부담도 적은 편에 속한다. 따라서 가능한 많은 여성들이 검진을 받을 수 있도록 범국가적인 정기 검진 프로그램의 개발이 시급하다.

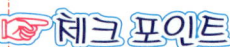 **체크 포인트**

자궁경부암 조기 검진이
필요한 사람

· 성 경험을 가진 이후 또는 20세 이상 여성이 모두 대상이 된다.

☞ **검사는 어떻게?**

자궁질경부도말세포 검사를 실시한다. 그 결과 3년 연속 음성이면 2년마다 실시하고, 자궁경부암이 의심될 경우는 인유두종 바이러스 DNA 검사를 실시한다. 이 검사를 실시하여 인유두종 바이러스 보균자로 확인되면 6개월마다 자궁경부도말세포 검사를 실시해야 한다.

- 17세 이전에 성관계를 가진 여성
- 초혼 연령이 낮은 여성
- 성관계 상대가 많은 여성
- 배우자가 포경수술을 받지 않은 경우
- 장기간 피임약을 복용한 여성
- 흡연 여성
- 산부인과 방문을 꺼려서 자궁경부암 정기검진을 한 번도 받아본 적이 없는 여성

남성들 초비상
전립선암 조기 발견법

남성기능에 위기가 닥쳤다. 몇 해 전만 해도 남의 나라 얘기인 듯 흘러들었던 문제가 발등의 불로 떨어졌기 때문이다.

전립선암의 가파른 증가세 때문이다. 그동안 낮은 발병률로 그다지 문제가 되지 않았던 전립선암이 최근들어 높은 발병률을 보이면서 우리나라 남성들 사이에서도 초비상이 걸렸다.

실제로 7년 전과 비교해볼 때 전립선암은 무려 110% 이상 증가하여 암 가운데 가장 빠른 증가 추세를 보이고 있는 암으로 알려져 있다.

설상가상 전립선암의 경우 말기에 이를 때까지 별다른 증상을 나타내지 않기 때문에 두려움을 증폭시키고 있다.

따라서 전립선암도 조기 발견이 매우 중요한 현안으로 대두돼 있다. 특히 조기에 발견할 경우 완치될 확률도 높아 조기 검진의 필요성은 아무리 강조해도 지나침이 없다.

만약 평소 소변 보기가 힘들고 소변 또는 정액에 피가 섞여 나오는 경우는 반드시 검진을 받아보는 것이 좋다.

☞ 체크 포인트

전립선암 조기 검진이
필요한 사람

· 평소 소변 보기가 힘든 남성
· 소변 또는 정액에 피가 섞여 나오는 남성
· 50세 이상 남성

☞ 검사는 어떻게?

매년 전립선 특이항원검사와 직장 수지 검사를 실시한다.

여기서 말하는 전립선 특이항원 검사는 전립선암을 진단하는 데 매우 민감한 종양지표로 소량의 혈액을 채취하여 혈액 중 전립선특이항원 수치를 측정하는 검사법을 말한다.

일반적으로 전립선암이 진행되고 있을 때는 혈청 전립선 특이항원 수치가 상승하는 경향이 있는데, 대개 특이항원이 4ng/ml 이상으로 나온 경우 조직검사를 해보아야 한다.

한편 직장 수지 검사는 의사가 손가락을 항문에 넣어 직장 가까이에 있는 전립선의 상태를 촉지하는 검사로 전립선에 딱딱한 결절이 만져지면 전립선암이 아닌지 의심해 보아야 한다.

☞이런 사람 각별 조심!

· 전립선암의 가족력이 있는 사람
· 지나치게 금욕하는 사람
· 어린 나이에 일찍 성관계를 시작한 사람
· 성관계 상대가 많거나 성병에 걸린 적이 있는 사람

사망원인 1위 암
폐암 조기 발견법

폐암은 국내 암 환자의 사망원인 1위 암으로 악명을 떨치고 있다. 국내 암 환자 5명 가운데 1명은 폐암으로 인해 죽어가고 있기 때문이다.

더군다나 폐암은 '진단 후 평균 수명 7개월'로 알려져 있어 두려움의 대상이 되고 있다. 5년 생존율도 11.4%에 불과할 정도로 치료 예후가 나쁘다.

이러한 폐암의 가장 큰 원인은 흡연으로 알려져 있다. 비흡연자에 비해 폐암 발생 확률이 15~80배나 높다는 임상 연구 결과가 발표돼 있다.

따라서 폐암 예방의 최선책은 금연이다. 그러나 알고도 실천하지 못하는 사람이 있다면 오늘부터 당장 금연하자.

무엇보다 폐암은 초기에 증상이 거의 없어 치료 시기를 놓치는 경우가 많다. 환자들이 기침이나 객담 등 감기와 비슷한 증상을 호소하며 병원을 찾았을 때는 이미 손쓸 수 있는 단계를 넘어선 경우가 허다하기 때문이다.

따라서 폐암 또한 조기 검진이 무엇보다 중요하다. 초기에 발견하기만 하면 약 70% 정도에서 외과적 절제로 치료가 가능하다.

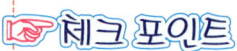 체크 포인트

폐암 조기 검진이
필요한 사람

· 1년에 20갑 이상의 장기 흡연자
· 폐암의 가족력이 있는 경우

- 반복적으로 진한 황갈색 또는 검은색 가래가 나올 경우
- 특별한 원인 없이 최근 2~3개월 사이에 체중이 5㎏ 이상 감소했다.
- 담배를 피우는 사람이 갑자기 기침이 심해지고 2주일 이상 지속된다.
- 목이 쉬거나 얼굴과 팔이 붓고 담이 결리는 것 같은 가슴 통증이 느껴진다.

☞ 검사는 어떻게?

45세 이후부터 매년 가슴 X선 사진과 저선량 흉부전산화 단층사진을 찍어보는 것이 좋다.

저선량 흉부전산화 단층사진은 일반적인 방사선 조사량이 낮아 위해도가 적은 반면 해상도가 높아 1cm 내외의 작은 결절도 확인이 가능하다는 장점이 있는 반면 보험혜택이 없어 비용면에서 다소 부담이 될 수 있다.

제2장

암을 이기는
식품의 '힘'

우리가 먹는 식품에는
여러가지 발암 억제 물질이
들어있다. 따라서 암을 예방하고
치료하기 위해서는 늘상 먹는
먹거리부터 신경써야 한다.

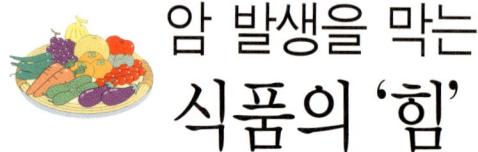# 암 발생을 막는
식품의 '힘'

우리 인체는 매일 산화되고 있다. 산화란 금속이 녹이 슬거나 사과의 단면이 갈색으로 변하는 것과 같은 현상이다. 인체의 산화는 호흡을 통해 들어온 산소에 의해 발생하는 활성산소에 의해 기인한다. 호흡 외의 활성산소 발생 원인으로는 스트레스, 담배, 자외선, 대기오염물질 등이 있다.

활성산소는 산화력이 아주 강해 체내에서 유해한 세균을 공격하는 긍정적인 작용을 하지만, 일정량을 초과하면 인체에 돌연변이 세포를 만들어내어 암을 발생시키는 등 해를 끼치게 된다.

항산화작용이란 활성산소의 발생을 억제하는 작용과 활성산소를 소거하는 작용, 산화에 의해 손상된 세포를 회복시키는 작용을 말한다.

식품에는 여러 가지 발암 억제물질이 있는데, 특히 활성산소에 의한

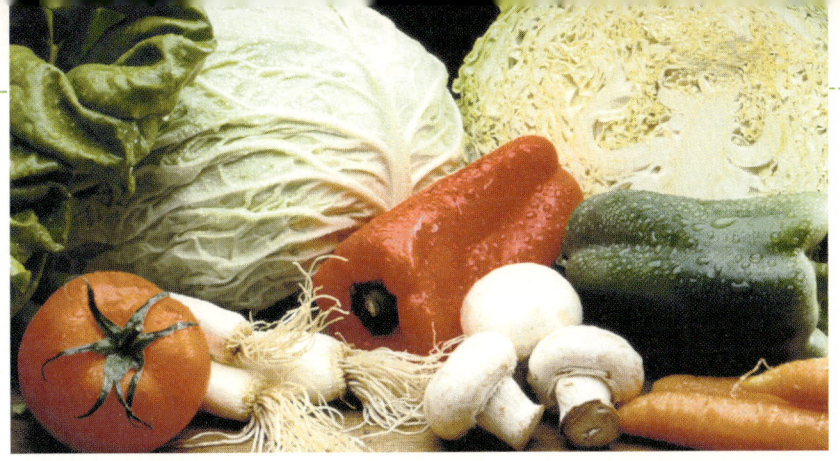

산화를 방지하는 항산화작용을 하는 식품이 있다. 우리 몸에는 활성산소에 의한 산화로부터 신체를 보호하는 데 필요한 산화 방지 효소가 분비되고 있지만, 그것만으로는 활성산소의 해를 완전히 막을 수 없으므로 음식물을 통해 항산화물질을 공급해 줄 필요가 있는 것이다.

우리 주변에서 볼 수 있는 이른바 '항암식품'이라고 알려져 있는 것들의 대부분은 이러한 항산화물질을 포함하고 있다.

식품의 다양한 암 억제 기능

항산화작용 외에도 식품 속에 들어있는 발암 억제 물질은 다양한 기능으로 암 발생을 억제한다. 유전자의 손상을 미연에 방지하고, 발암 물질을 무독화시키는 한편, 발암 유전자의 작용 자체를 억제하거나 발암물질을 체외로 배출시키기도 한다. 또한 장 속의 유익한 세균을 증식시켜 자체 면역력을 강화하고 암세포를 직접 공격하게 하기도 한다.

암세포는 우리 몸이 산성일 때 잘 생겨나고, 알칼리성일 때는 잘 발생되지 않는 특징을 가지고 있다. 항암식품 역시 몸을 알칼리성으로 바꾸어주는 식품이 대부분이다.

잘못된 식습관은
암을 유발한다

그동안의 통계에 따르면 미국인의 암 발생률은 식품과의 관계가 가장 큰 것으로 알려져 있다. 남성 중에서 음식의 원인으로 암을 일으킨 경우가 40% 정도 되고, 여성은 60% 정도를 차지한다는 것이다. 암 종류에 따라 암을 일으키는 음식의 특징을 살펴보면 다음과 같다.

① **구강·후두암** : 음주, 흡연, 너무 뜨거운 음식의 자극
② **식도암** : 흡연, 음주, 너무 뜨거운 음식의 장기간 자극, 철분과 비타민 A의 결핍, 영양 부족 등
③ **위암** : 쌀밥을 많이 먹는 것과 맵고 짠 식품 섭취, 담배, 소금에 절인 건어물 종류
④ **결장암** : 고지방 음식

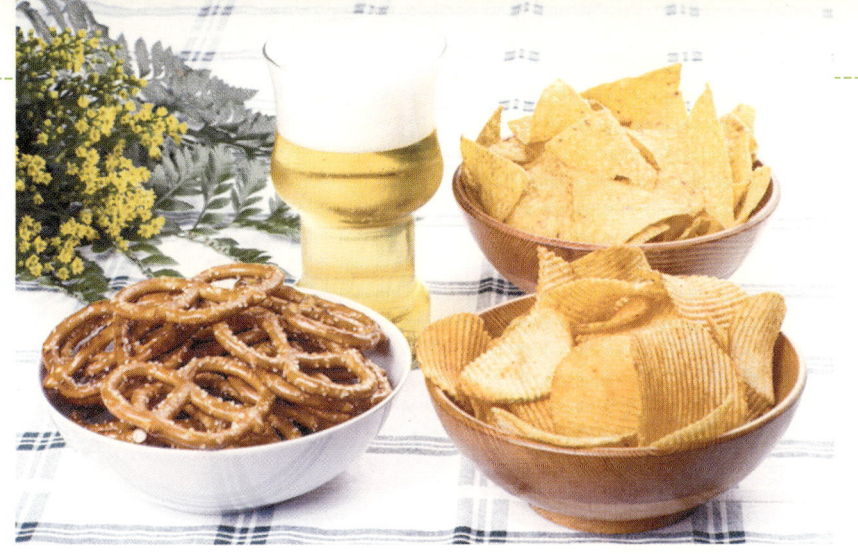

⑤ **간암** : 곡류 곰팡이 독소, 영양불량, 음주

⑥ **췌장암** : 고지방음식, 흡연

⑦ **후두암** : 흡연

⑧ **폐암** : 흡연, 콜레스테롤의 과다 섭취

⑨ **유방암** : 고지방음식, 고칼로리 음식

⑩ **방광암** : 흡연

⑪ **갑상선암** : 요오드 결핍 또는 과잉

⑫ **자궁경부암** : 비타민 A 결핍

종합적으로 본다면

술은 구강암, 후두암, 식도암을 일으키는 요소이고

흡연은 폐암부터 구강암, 후두암, 인후암, 식도암, 위암, 췌장암, 방광암 등 여러 장기에 암을 유발하는 위험 요소로 작용한다.

고지방음식은 췌장암, 유방암, 자궁암, 난소암, 전립선암 등을 유발하는 요소이다.

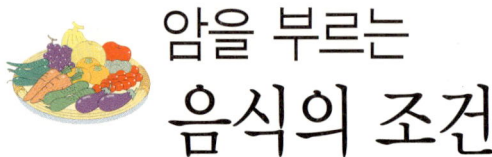# 암을 부르는
음식의 조건

과연 음식의 질과 암 발생에는 어떤 특별한 관계가 있을까?
이 물음에 대한 해답은 다음의 몇 가지로 요약할 수 있다.

① 옳지 못한 요리 방법

장시간 동안 조리거나 장시간 동안 채소를 삶는 것은 결코 좋지 않다. 비타민을 파괴시켜 버리기 때문이다. 또 생선이나 육류를 지나치게 가열하여 태우면 검은색의 발암물질을 만들어내게 된다. 특히 설탕을 너무 가열하여 검게 태우면 발암물질이 형성되는 것으로 알려져 있다.

② 일부 식품의 가공방법이 문제가 된다

늘 먹고 있는 소금에 절인 식품인 장아찌, 절인 생선, 절인 육류 등

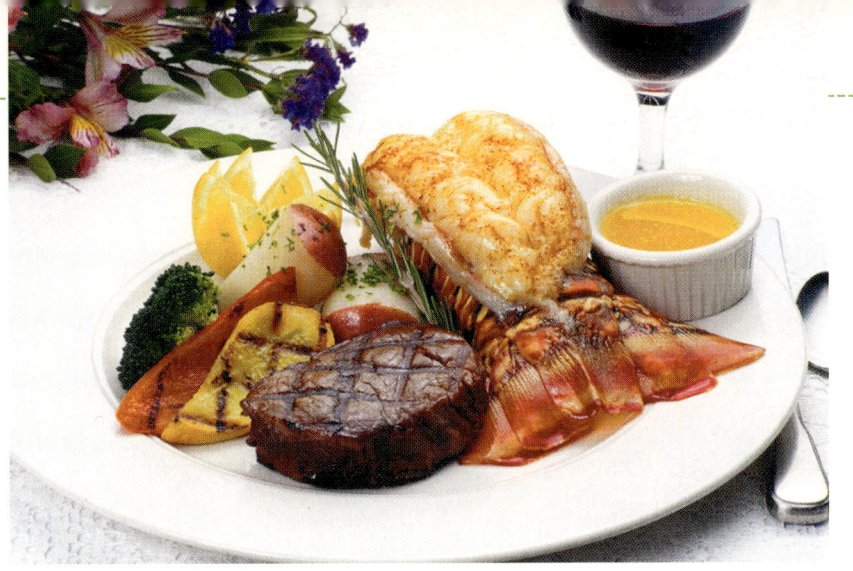

은 암 발생과 일정 부분 관계가 있는 것으로 알려져 있다. 또 소금에 절인 식품에 곰팡이가 핀 경우와 기름에 지져낸 것, 훈제식품, 방부제를 쓴 통조림, 소시지 등의 섭취도 좋지 않다.

③ 식품의 영양 부족

단백질의 섭취가 부족할 경우 위암을 유발시키는 위험요소로 알려져 있다. 또 섬유질의 섭취 부족이나 곰팡이가 생긴 식품, 변질된 동물성 지방의 섭취도 발암물질의 형성에 관여하는 것으로 알려져 있다.

④ 일부 비타민 또는 미량원소의 섭취 부족

비타민 A, 비타민 C, 카로틴, 비타민 E 등의 섭취 부족은 암 발생과 관계가 있다. 또 미량원소인 셀레늄, 몰리브덴, 철분의 결핍 등도 발암물질의 형성을 돕는 것으로 알려져 있다.

⑤ 좋지 못한 음식습관

불규칙한 식사 시간, 편식하는 식사습관은 암의 유발과 밀접한 관련이 있다. 특히 저녁 식사가 너무 늦은 경우나 과음·과식도 암 발생과 밀접한 관련이 있다.

⑥ 좋지 않은 기호식품

암을 예방하려면 흡연과 음주는 반드시 절제해야 한다.

암을 예방하는
음식의 조건

고통이 심한 식도암

식도암은 비교적 흔한 악성 종양이다. 아질산염을 다량으로 함유하고 있는 식품, 곰팡이균에 오염된 식품, 저영양 음식, 음식 속에 미량원소인 몰리브덴의 절대적인 부족 등은 모두가 식도암을 일으키는 중요한 원인들이다.

미국에서는 식도암의 발병이 음주, 훈제 육류, 소시지, 생선 및 육류 통조림 등과 연관이 깊은 것으로 보고 있다. 인도는 건조시킨 훈제 생선, 뜨거운 국, 음주 등과 연관이 깊다는 연구 결과를 내놓고 있다. 싱가포르는 뜨거운 차, 커피, 알코올음료 등을 마시는 것과 연관이 있다는 것이다. 스리랑카는 음식 속의 단백질, 철분, 비타민 등의 부족과 연관이 깊다고 보고 있다. 이란은 효모가 없는 빵과 차를 마시는 것과 연관이 있다고 보며, 일본은 음주, 간장으로 요리한 식품, 훈제 생선, 국수류, 장아찌류, 뜨거운 국물 등과 연관이 있다고 보고 있다.

그렇다면 식도암을 예방하는 음식으로는 어떤 것이 있을까?

식도암을 예방하는 베스트 음식으로는 우유, 계란, 신선한 육류 살코기, 생선, 채소, 과일, 통밀빵, 감자, 바나나, 장어, 배추, 수박, 배, 토마토, 땅콩, 오이, 감귤 등이다.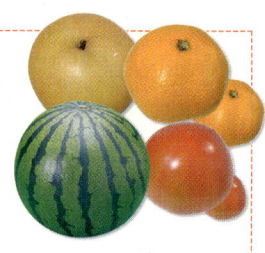

초기 발견이 중요한 위암

위암은 우리나라에서 비교적 흔한 악성종양이다. 우리나라와 일본은 위암 발병률이 가장 높은 국가로 분류되고 있다. 이는 아마도 소금 성분이 많은 음식과 소금에 절인 식품, 생선 자반, 장아찌와 흡연, 옳지 못한 음식 습관 등과 연관이 깊은 것으로 보고 있다.

즉 너무 뜨거운 것과 과음·과식, 식사 속도가 빠른 것, 식사 시간의 불규칙 등과 정신적인 과도한 스트레스, 정서적인 우울증 등의 요소가 위암을 잘 유발시키는 것으로 알려져 있다.

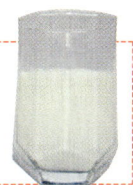

위암을 예방하는 음식으로는 우유, 생선, 육류 살코기, 녹황색 채소, 계란류, 과일, 우유제품, 토마토 등이 있다.

가파른 증가세 대장암

대장암은 우리나라에서도 비교적 흔하게 발생된다. 그 발병 원인은 고지방, 저섬유 음식과 연관이 깊다.

발병률의 증가는 고층건물이 많아지면서 사람들이 햇빛을 받는 시간이 모자람으로써 비타민 D가 결핍된 것과 연관이 깊다는 주장도 있다.

미국은 포화지방산이 많은 식품의 섭취와 맥주 등과 연관이 깊다고 보고 있다. 일본과 우리나라는 소금에 절이거나 매운 음식, 옥수수 등과 연관이 있는 것으로 보고 있다. 노르웨이는 가공된 육류와 연관이 깊은 것으로 보고, 핀란드와 덴마크는 흰밀가루빵, 돼지고기, 맥주와 연관이 깊다고 보고 있다.

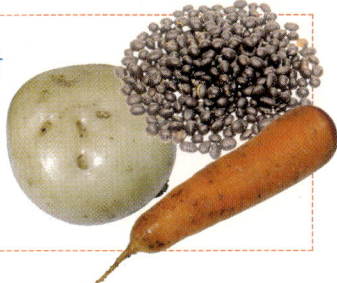

대장암의 발생을 막는 예방식품으로는 녹황색 채소 등 섬유질이 풍부한 음식을 많이 먹어야 한다. 또 감자나 콩 종류, 배추, 통밀빵 등도 도움이 된다.

우유나 치즈, 쇠고기, 생선 등에는 양질의 단백질이 들어있어 이 역시 대장암 예방에 도움이 되는 것으로 알려져 있다.

발생률 · 사망률 톱! 간암

판정을 받으면 수개월 내에 사망한다는 속설이 퍼지면서 두려움의 대상이 되고 있는 암이 바로 간암이다.

우리나라는 간암의 발생률도 세계 톱 수준이고, 사망률 또한 세계 수위를 차지하고 있어 간암에 대한 공포는 실로 크다.

이러한 간암과 음식과는 어떤 관계가 있을까?

사실 간암의 원인 중 85% 정도는 간염 바이러스에 의해 생기는 것으로 알려져 있다. 그 외의 약 15% 정도가 기타 원인에 의해 발병될 수 있는데, 술도 그 중의 한 요소가 될 수 있다. 술을 오랫동안 마시면 간이 상하게 되면서 만성간염이나 간경변증을 일으키게 되는데, 그것은 결국 간암의 발생을 부추길 수 있다.

따라서 간암을 예방하려면 술은 자제하는 것이 좋다. 식이원칙에서는 단백질이 풍부한 식품을 섭취해야 한다.

특히 평소 간암을 예방하기 위해서는 미나리, 사과, 양배추, 토마토, 검은콩, 검은깨, 케일, 당근 등의 식품을 먹는 것도 도움이 된다.

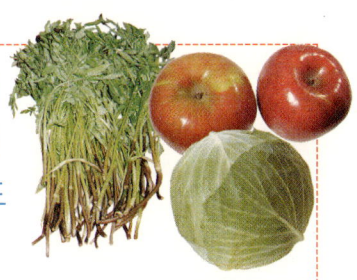

여성에게 치명타! 유방암

서구형 암으로 알려졌던 유방암은 가파른 증가세를 보이고 있는 암이다. 그 주범으로 꼽히고 있는 것이 라이프 스타일의 변화이다. 우리의 생활패턴이 서구화되면서 유방암의 발생을 주도하고 있다.

특히 식생활의 변화가 유방암의 발생을 주도하고 있는 것으로 본다. 그 중에서도 문제가 되고 있는 것이 고지방식이다. 동물성 지방에는 포화지방산이 많이 들어있는데, 이것이 유방암의 발생을 촉진하는 것으로 알려져 있다. 따라서 유방암을 예방하려면 고지방식을 피해야 한다. 또 설탕을 과다하게 섭취하거나 총칼로리의 과잉 등도 유방암을 유발하는 위험요소이다.

그런 반면 유방암을 예방하는 식품으로는 콩류가 크게 주목을 받고 있다. 그동안의 연구 결과에 의하면 아이소플라본 성분이 유방암의 발생을 막는 효과가 있는 것으로 밝혀졌다. 이 성분은 유방암을 일으키는 것으로 알려진 에스트로겐이라는 호르몬의 작용을 억제시키기 때문이다.

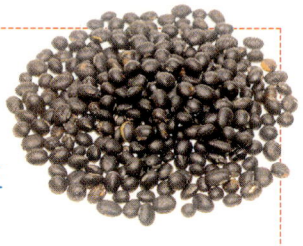

따라서 유방암을 예방하려면 아이소플라본 성분이 풍부하게 함유돼 있는 식품을 먹는 것이 도움이 된다. 이러한 효과가 있는 대표적인 식품이 바로 콩류이다.

이외에도 섬유질이 풍부하게 들어있는 현미나 채소, 과일 등을 먹는 것도 유방암 예방에 도움이 된다. 섬유질 또한 에스트로겐의 작용을 억제하기 때문이다. 특히 당근이나 사과 등에 많이 함유돼 있는 베타카로틴 성분도 유방암 예방식이다. 베타카로틴은 유방암 세포의 성장을 억제하는 효능이 있다.

담배는 천적 폐암

'진단 후 평균 수명 7개월'로 알려져 있어 두려움의 대상이 되고 있는 암이 바로 폐암이다. 이러한 폐암의 가장 큰 원인은 흡연이다. 이는 전세계가 공인하고 있는 폐암의 위험요소이다. 비흡연자에 비해 흡연자의 폐암 발병률이 15~80배나 높다는 연구 결과가 발표돼 있기 때문이다.

따라서 폐암 예방의 최선책은 '금연'이다. 특히 최근의 연구 결과에 의하면 콜레스테롤의 과다 섭취 역시 폐암을 일으키는 위험요소라고 했다.

> 따라서 폐암을 예방하려면 담배는 당장 끊자. 그리고 비타민 A가 풍부하게 들어있는 녹황색 채소와 우유, 무 등을 먹는 것도 도움이 된다.

이상이 가장 많이 발생하는 다섯 가지 암을 예방하는 음식의 조건이다. 그러나 여기서 한 가지 알아두어야 할 것은 이들 요소가 절대적인 것은 아니라는 것이다. 우리 몸에 암이 발생하는 원인은 상당히 복잡하여 종종 여러 가지의 요소에 의해 장기간 동안 누적되면서 빚어지기 때문이다. 또 다른 한 가지는 음식의 균형을 주의해야 한다는 것이다.

앞서 말했던 암을 일으키는 것과 암에 대한 예방의 요소 가운데 일부는 모순점이 있어 보인다. 어떤 요소는 암을 유발시키지만 또 다른 암을 예방하기도 하기 때문이다.

그러므로 암을 예방하는 음식의 핵심 조건은 균형 잡힌 음식의 섭취가 중요하다.

편식은 가장 나쁜 습관으로 종종 음식 속의 어느 한 가지로 하여금 장기간 동안 과잉상태에 놓이게 함으로써 암의 발생 조건을 만들게 된다.

따라서 암을 예방하려면 각종 신선한 채소와 생선, 육류 살코기, 콩 종류를 위주로 하는 다양한 음식을 섭취해야 한다. 그러면 신체의 영양 상태를 좋게 유지시킬 뿐만 아니라 암의 발생을 예방하는 데에도 좋은 효과가 있을 것이다.

9대 암 예방하는 음식 섭취법

암과 음식과는 어떤 관계가 있을까?

한 조사 보고에 따르면 암의 발생에 있어 약 80% 정도는 환경적인 요소와 연관이 있고, 그 중 약 20~60%의 암은 음식 섭취에 주의를 기울이지 않거나 좋지 못한 생활습관과 연관이 있다는 연구 결과가 발표된 적이 있다.

이들 암들은 폭넓게 인체의 구강이나 인후, 식도, 폐, 위장, 대장 등의 소화기와 호흡기 계통은 물론 자궁, 난소, 유방, 전립선 등 모든 분야에 분포돼 있다.

따라서 암을 예방하려면 가장 먼저 주의를 기울여야 할 것이 바로 음식이다. 실제로 각 부위의 암 발생과 음식은 서로 밀접한 관련을 맺고 있다. 이를 요약하면 다음과 같다.

① 구강암

알코올, 흡연과 연관이 깊다. 따라서 음주에 흡연을 한다면 구강암의 발생률이 높아질 수밖에 없다. 구강암을 예방하고 치료하는 데 도움이 되는 음식요법은 평소 비타민 A를 많이 함유하고 있는 식품을 섭취하면 좋다.

② 비강암

과다 흡연과 아질산염의 과다 섭취는 비강암의 발생률을 높이는 주범이다. 그런 반면 단백질은 비강암의 발생률을 감소시키는 효능이 있다.

③ 식도암

알코올이나 흡연, 뜨거운 음식, 소금에 절인 식품, 곰팡이가 핀 식품 등은 식도암의 발생을 부추기는 역할을 한다. 그런 반면 철분이나 비타민 A, C 등은 식도암의 발생률을 낮춰주므로 평소 채소와 과일을 많이 먹는 것이 좋다.

④ 위암

진한 조미료, 소금에 절인 음식, 연기에 훈제한 것, 기름에 튀긴 것, 아질산염, 동물성 유지 등은 위암의 발생과 밀접한 관련이 있다. 그런 반면 비타민 A, C, 채소, 과일, 우유제품, 짙은 녹색 채소를 많이 섭취하면 위암 예방에 도움이 된다.

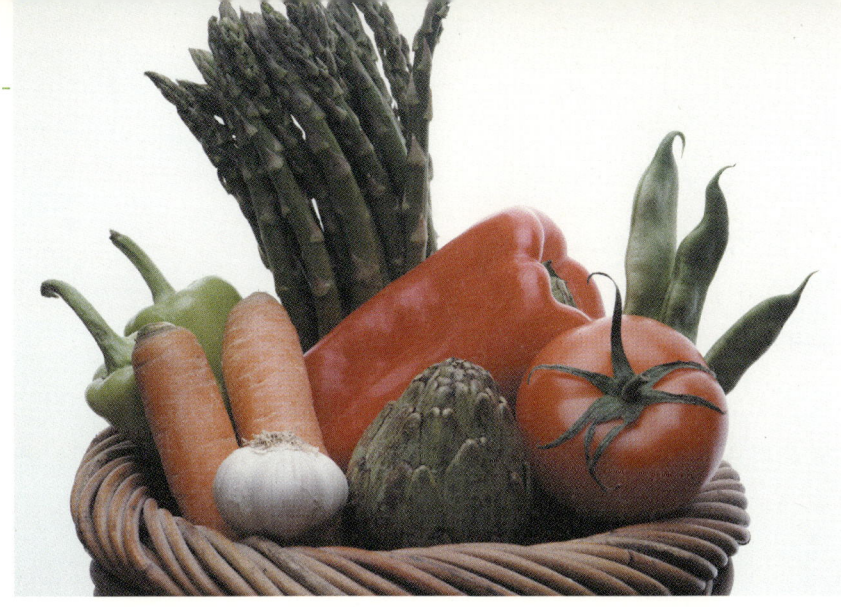

⑤ 간암

곰팡이균, 흡연, 음주, B형 간염 등 모두가 간암을 유발하는 주범들이다.

⑥ 담낭암

기름기가 너무 많은 식품이 발병 원인이 된다. 특히 과다한 칼로리 섭취로 인해 비만해지고 유방암과 자궁암 등에 걸려도 담낭암의 발병률을 높일 수 있다.

⑦ 췌장암

지방, 설탕, 커피, 술, 육류 등을 과다하게 섭취하면 췌장암의 발병률을 높일 수 있다. 특히 당뇨병을 앓는 경우도 췌장암에 잘 걸릴 수 있는 것으로 학계에 보고되고 있으므로 평소 채소를 많이 먹도록 한다.

⑧ 결장암 · 직장암

기름기가 많은 음식이나 육류 등 콜레스테롤 함량이 너무 많고 섬유질 함량이 너무 적은 음식을 섭취할 경우 결장암이나 직장암에 걸릴 위험성을 높이게 된다. 기름기 많은 음식은 담즙의 분비를 촉진하게 된다. 그 결과 담즙이 대장 속의 세균에 의해 분해되면서 발암물질을 만들게 된다.

⑨ 유방암

지방이나 포화지방산, 콜레스테롤이 너무 많은 육류 섭취는 유방암의 발병률을 높이게 된다. 특히 비만도 유방암의 발생과 밀접한 연관성이 있는 것으로 알려져 있다. 그런 반면 섬유질과 비타민은 유방암의 발생을 억제하는 효과가 있다.

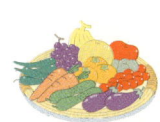

식품 속에 들어있는
암의 주범들

• **오염된 식품은 피한다**

식품은 무엇보다 신선해야 한다. 그런데 만약 신선하지 못하거나 오래 저장된 식품인 경우 자칫 발암물질이 될 가능성이 높다.

일례로 습도가 높고 더운 환경에서 저장된 일부 식품, 즉 곡류나 콩 종류, 옥수수 등에는 곰팡이균이 잘 발생되면서 상당히 강력한 발암 물질인 곰팡이 독소가 생성되는 것으로 알려져 있다.

이 균은 간암을 유발할 수 있다. 그러므로 세균에 오염된 식품의 섭취는 반드시 금해야 한다.

• **음식을 요리할 때 발암물질이 만들어질 수 있다**

예를 들어 훈제나 구이를 할 때 육류의 지방이 숯불에 떨어지면 이

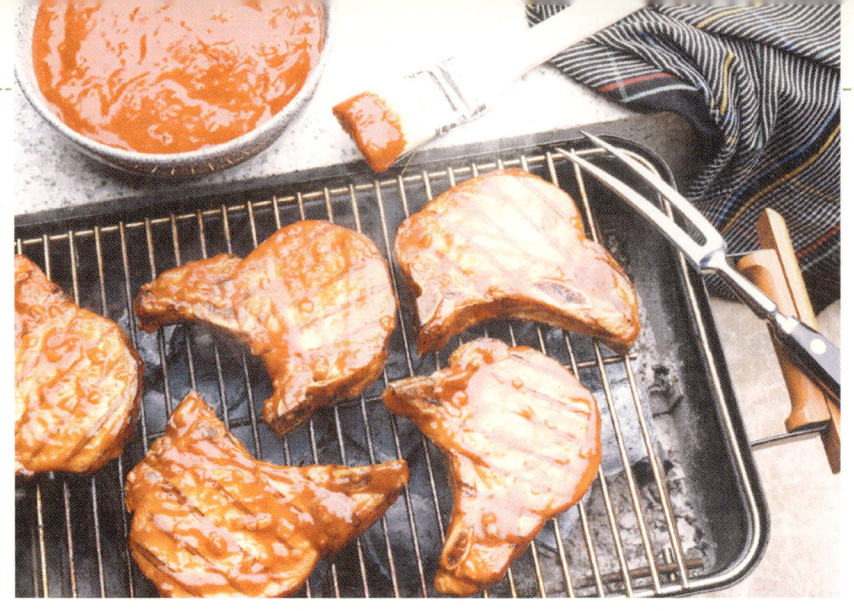

것이 고온상태에서 분열하여 숯불과 작용을 일으키게 되는데, 이때 독
성이 강력한 발암물질을 만들어낼 수 있다.

이 물질이 연기를 따라 발산되면서 식품 속으로 되돌아가게 된다.

이를 예방하려면 살코기를 구워 먹어야 하고 구이판도 불과 직접적
으로 닿는 것은 피하도록 해야 한다.

• 가공식품은 피한다

가공식품에는 다양한 첨가제가 들어있다. 착색제나 감미료, 방부제
등 다양한 첨가물이 함유돼 있는데 이들 첨가제가 암의 발생과 관련
이 깊다.

• 환경오염물도 위험하다

농작물에 주는 화학비료나 살충제를 비롯해 가축에게 주사하는 항
생제나 성장호르몬 등은 모두 암의 발생과 일정 부분 연관을 맺고 있

는 것으로 알려져 있다. 이것들을 부적절하게 썼거나 과다한 양을 사용하여 식품이나 육류에 과다 잔류량을 남기게 되면 암을 유발하는 위험요소가 된다.

• 영양의 불균형도 암 발생을 부추긴다

균형잡힌 영양분의 섭취는 우리 인체의 건강을 지키는 바로미터다. 그런데 만약 어떤 특정 영양소가 부족하거나, 혹은 과다하여 심한 불균형을 이루게 되면 우리 인체는 반드시 병들게 되어있다. 암의 발생도 영양의 불균형 상태와 밀접한 관련이 있다.

• 담배와 술

담배가 인체 건강에 미치는 적신호에 대해서는 끊임없는 연구가 이루어지고 있는 실정이다. 특히 담배는 폐암을 일으키는 주범이다. 실제로 담배를 피우는 사람의 폐는 검게 변해 있다.

특히 담배꽁초를 피우는 것은 암을 일으키는 원흉이다. 또 임산부가 남편의 흡연으로 담배 연기를 흡입하게 되면 태아가 손상을 입게 되어 선천성 암 환자가 될 수도 있다.

술 또한 각종 암의 발생과 관련이 있다. 특히 간암 발생과 불가분의 관계가 있다. 따라서 상습적으로 술을 마시는 것은 예비 암 환자가 되는 지름길이다.

암을 예방하는
베스트 영양소

우리가 먹는 식품에는 발암물질이 존재하고 있지만 이와 동시에 암을 억제시키는 물질도 함께 지니고 있다. 그동안의 연구 결과에 따르면 음식의 암 억제작용은 다음과 같다.

· 발암물질의 형성을 억제한다.
· 발암물질의 대사를 교란한다. 즉 발암물질의 활성화 억제, 독소 제거 효소를 유도한다.
· 발암물질이 대분자와 결합하여 활성화 되는 것을 막는다.
· 종양 촉진제의 작용을 억제시킨다.

그렇다면 암의 발생을 억제하는 음식 성분에는 어떤 것이 있을까?
의학계는 이미 비타민 A, C, D, E 등에 각기 다른 정도의 종양에 대한 예방과 치료 작용이 있음을 발견했다. 비타민은 우리 인체에 반드시 있어야 하는 미량의 물질로서 인간이 생명을 유지함에 있어서 절대적으로 필요한 물질이다. 이러한 비타민이 결핍되면 각종 질병이 생기게 되고 신체 기능도 혼란을 초래하여 종양 발생을 촉진하게 된다. 따라서 암 발생을 막기 위해서는 반드시 비타민을 섭취해야 한다.

비타민은 인체에 대한 자극작용과 독성 부작용이 가장 적다. 특히 맛이 좋은 채소와 과일에는 비타민이 풍부하므로 만일 이것이 암을 치료할 수 있는 약물이 된다면 그 장점은 화학치료나 방사선치료보다는 훨씬 더 뛰어날 것이다.

암을 예방하는 비타민 A

근래에 와서 국내외적으로 비타민 A의 항암작용에 대하여 많은 연구가 진행되고 있다. 그 결과 비타민 A의 항암작용은 긍정적인 평가를 받고 있다. 사실 비타민 A는 상당히 평범한 명칭인데 실제적으로 그것은 여러 종류의 물질을 가리키는 말이다. 이들 물질은 모두 우리 인체에 없어서는 안 될 요소이다.

비타민 A는 동물성 식품 중에만 있다. 동물의 간이 대표적이다. 비타민 A는 또 화학구조가 자연계에서는 극히 드물기 때문에 지금은 대부분 인위적으로 합성하고 있다.

비타민 A의 또 다른 형태는 카로틴으로 이는 과일과 채소에 많이 들어있고 인체 속에서 비타민 A로 전환된다. 이 중에서 항암음식과 밀접한 관련이 있는 것은 바로 카로틴이다.

과학적인 실험 결과 증명된 것은 비타민 A는 항암성이 있다는 것이다. 미국인들은 우유에서 비타민 A를 주로 섭취하고 있는데, 조사 보고에 의하면 매일 우유를 한 컵 이상 마시는 사람은 한 컵을 채 못 마시는 사람보다 위암에 걸릴 위험성이 낮은 것으로 나타났다는 것이다.

또 흡연을 많이 하는 사람의 경우는 당근의 소비량과 폐암에 걸릴 위험성 사이에 서로 연관성이 있다는 것이다. 즉 당근의 소비량이 많을수록 폐암에 걸릴 위험성이 더욱 줄어들게 된다는 것이다.

일본 학자의 연구에서도 날마다 비타민 A가 풍부한 채소를 먹는 사람은 폐암 발병률이 그렇지 않은 사람보다 30%나 적은 것으로 밝혀졌다.

일부 학자는 직접적으로 혈중의 비타민 A 함량을 측정하여 암 발생과의 관계를 분석해보았다. 그 예로 기관지암 환자 28명 모두가 흡연자였는데 그들의 혈중 비타민 A 농도는 건강한 사람보다 낮았고, 또 비악성 폐병 환자보다도 낮았다. 이 연구에서는 또 암 환자의 비타민 A가 낮은 것은 병이 나기 전이었고 암에 걸린 뒤에 비타민 A가 결핍된 것은 아니라고 밝혔다.

또 다른 실험 결과에서도 비타민 A의 항종양 효과는 밝혀졌다. 동물실험에서 비타민 A가 결핍된 쥐는 기본 인자에 암 유발성 돌연변이가 생긴 것으로 나타났다. 그런 반면 비타민 A가 풍부할 때는 그런 돌연변이가 예방되는 것으로 드러났다.

따라서 비타민 A는 암의 예방에 일정한 효과를 나타낸다고 할 수 있다. 그러나 한 가지 주의할 점은 많은 양의 약물 비타민 A를 쓰면 독성작용이 있을 수가 있다는 것이다. 그러므로 비타민 A의 섭취는 음식을 통해서 하는 것이 좋다.

음식에서 비타민 A를 충분히 섭취하려면…

비타민 A는 채소나 과일, 그리고 동물성 식품에 널리 분포돼 있다. 이 중에서 채소와 과일에 들어있는 비타민 A의 형태는 카로틴이다. 이것이 우리 몸 속에서 변화를 거치면 비타민 A로 전환하게 된다. 카로틴은 그 자체에는 독성이 없어 체내에 누적되어도 부작용은 나타나지 않고 중독이 되지도 않는다.

그러나 동물의 간에 있는 비타민 A는 조금 다르다. 동물의 간에 들어있는 비타민 A는 비타민 A 팔미트산으로 체내에서 물에 분해되어야만 비타민 A로 형성되어 혈액에 들어가게 된다. 그런데 그 양이 과다하게 되면 중독을 초래할 수 있으므로 동물의 간을 너무 많이 먹는 것은 좋지 않다.

비타민 A 정제를 복용할 때는 성인의 경우 매일 1알(2,500IU) 정도면 된다. 만일 장기간 동안 비타민 A를 대량으로 섭취하면서 1일 용량이 3,000IU를 초과하면 독성반응이 나타날 가능성이 있다.

즉 두통이나 뼈질환, 식욕감퇴, 피로, 짜증 등의 증상을 동반하게 된다. 그러므로 정제로 된 비타민 A는 함부로 먹어서는 안 되며, 반드시 의사의 지시를 따라 합리적으로 안전하게 복용해야 한다.

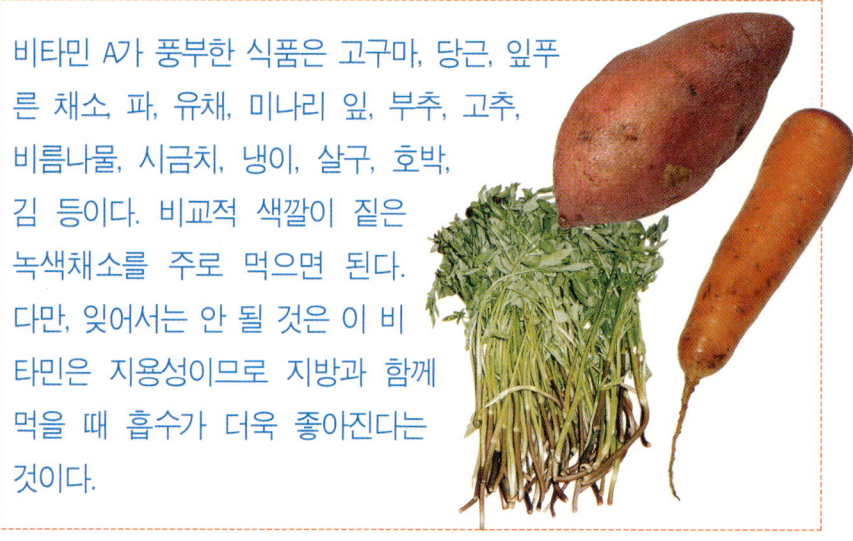

비타민 A가 풍부한 식품은 고구마, 당근, 잎푸른 채소, 파, 유채, 미나리 잎, 부추, 고추, 비름나물, 시금치, 냉이, 살구, 호박, 김 등이다. 비교적 색깔이 짙은 녹색채소를 주로 먹으면 된다. 다만, 잊어서는 안 될 것은 이 비타민은 지용성이므로 지방과 함께 먹을 때 흡수가 더욱 좋아진다는 것이다.

그밖에 비타민 A의 효능은 항산화 작용이 있고 상피세포의 기능을 강화시키므로 세포조직이 산화로 손상을 입는 것을 방지하는 역할을 한다. 따라서 식도, 위, 비강, 폐, 피부 등 상피세포암의 발생을 방지할 수가 있다. 주요 공급원은 우유, 고구마, 녹황색 채소, 모과와 당근 등이다.

암을 예방하는 비타민 C

비타민 C는 산성이고 시큼한 맛을 띠고 있다. 만약 우리 몸에서 비타민 C가 결핍되면 괴혈병이 발생하므로 항괴혈산이라고도 한다. 어떤 사람은 암은 비타민 C 결핍증이라고 했는데 이 또한 일리가 있는 말이다. 물론 비타민 C의 생리기능과 항암작용에 대하여 더 많은 연구가 필요한 단계이지만 지금까지의 연구 결과 비타민 C에는 확실히 훌륭한 암 예방 효과가 있는 것으로 속속 증명되고 있다.

실험용 쥐에게 아질산아민이 들어있는 먹이를 주면 암을 유발하게 된다. 그러나 이와 동시에 비타민 C를 먹이면 암의 발생을 완전히 차단할 수 있는 것으로 밝혀졌다. 만일 매일 2g의 비타민 C를 복용한다면 체내의 암 유발 물질을 급속도로 감소시키게 된다.

어느 학자의 관찰에 따르면 최근 미국에서 암 발생률이 낮아지고 있는 이유가 식품 보관방식의 변화 때문이며 특히 비타민 C의 손실을 최소화 한 것과 연관이 있다는 연구 결과를 발표했다.

아질산아민은 소화기 계통의 암을 유발하는 중요한 발암물질이다. 이것은 아질산과 각종 아민류 물질의 반응 뒤에 생성되는 물질이다. 그러나 이 두 가지가 단독으로 존재할 때는 발암성이 없다. 아질산염은 채소 등의 식품에 폭넓게 존재하고 있고, 또 착색 식품의 보존제 속에도 그런 물질이 많이 들어있다.

아질산염은 일부 식품 속에 들어있는 아민류 물질과 결합하면 산성의 조건 아래서 매우 쉽게 반응을 일으켜 아질산아민을 생성하게 된다. 우리 몸의 장기 중 위장이 바로 그런 반응을 일으키기에 가장 좋은 장소이다. 그런데 비타민 C를 섭취하면 아질산아민을 생성하는 진행반응을 효과적으로 막을 수가 있다는 것이다.

비타민 C가 암을 예방하는 근거 5가지

① 비타민 C는 인체의 방어능력을 공고하게 다지고 강화시켜 암세포로 하여금 활동능력을 상실하게 만든다.

정상인의 세포간질에는 모두 암세포의 침입을 방어하는 능력이 있다. 그리고 비타민 C 또한 세포간의 생성능력을 증강시키므로 이 역시 세포간질의 생성과정에서 필수적인 물질이다.

② 비타민 C는 P.H.I를 합성하는 과정 중에서 없어서는 안 되는 물질이다.

여기서 말하는 P.H.I는 항암세포를 의미한다. 최근의 연구 결과에 따르면 비타민 C가 인체의 면역기능을 높일 수가 있는 것으로 밝혀졌다.

일반적으로 면역기능이 저하된 사람은 종양의 발생률이 높아질 수 있다. 특히 일부 면역계통에 탈이 난 사람의 종양 발생률이 일반 사람보다 1,000배나 높다고 보는 사람도 있다. 일례로 노년기에는 인체의 면역기능이 떨어지기 때문에 암 발생률이 높아지게 되는 것이고,

그 추세는 연령이 증가할 수록 암 발생률도 따라서 증가한다 는 사실을 가지고 도 미루어 짐작할 수 있는 일이다.

특히 어떤 학자는 암에 걸린 사람은 몸속의 비타민 C 함량이 예외없이 모두 낮아서 거의 괴혈병 의 발병에 접근하고 있다는 연구 결과를 발표하기도 했다.

③ 비타민 C에는 항방사선작용도 있다.

털이 없는 쥐의 경우 자외선의 작용 아래서 비늘모양의 피부암이 생기게 되는데, 이 또한 항산화제인 비타민 C에 의해 억제가 된다. 방사선은 비타민 C의 저장을 크게 낮아지게 한다. 실험에 따르면 비타민 C 섭취량이 비교적 많은 환자가 방사선 치료를 받는 과정에서 부작용이 적었고, 또 방사선 치료의 효과도 높은 것으로 나타났다.

④ 비타민 C는 일종의 해독제로서 체내의 독성물질을 없앨 수가 있다.

여기에는 암을 일으키는 화합물의 독성도 포함이 된다. 이 또한 암의 발생을 미리미리 막는 중요한 한 가지 요소가 된다.

⑤ 비타민 C는 일종의 환원제이므로 그 자체도 산화될 수가 있어 인체 내의 일부 효소는 비타민 C를 어떤 부산물로 산화시킬 수가 있다.

그리고 이들 산화산물은 동물실험에서 항암의 활성작용이 있는 것으로 밝혀졌다.

이상과 같이 비타민 C의 항암작용은 다양하다. 이밖에도 비타민 C는 비타민 E를 보호하는 작용도 있고 비타민 E와 함께 작용해 항암작용을 보다 더 강하게 하기도 한다.

일상생활에서 비타민 C를
충분히 섭취하려면…

일반적으로 건강한 성인이 매일 필요로 하는 비타민 C의 공급량은 70~80mg 정도이다. 그런데 암 예방과 항암작용을 위한 비타민 C의 필요량은 학자에 따라 다 다르다.

어떤 학자는 매일 1,000~2,000mg 정도가 소모되어야 한다고 주장하고, 또 어떤 학자는 매일 6,000mg을 섭취해야 한다고 강조하기도 한다.

필자도 70~80mg이라는 견해가 비교적 합당한 것이라고 생각한다. 비타민 C가 아무리 독성이 낮은 물질이고, 또 두드러진 부작용이 없다고 하지만 많은 양의 비타민 C 섭취는 산성이 너무 크기 때문에 위산과다증이 있을 경우 문제가 될 수 있다.

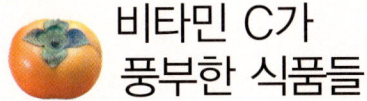

비타민 C가 풍부한 식품들

※ 식품 100g당 비타민 C의 함유량이 40mg 이상 되는 식품은 다음과 같다.

감 (572mg)	밤 (60mg)
대추 (540mg)	부추 (56mg)
풋마늘 (102mg)	연근 (55mg)
갓 (90mg)	냉이 (55mg)
산사 (89mg)	완두콩 (53mg)
비름나물 (89mg)	유채 (51mg)
원추리 (85mg)	오렌지 (49mg)
김 (79mg)	통배추 (46mg)
마늘 (67mg)	유자 (41mg)
단배추 (60mg)	레몬 (40mg)

한 보고서에 따르면 비타민 C를 대량으로 복용하면 생식계통의 쇠약을 초래하고 비타민 C 의존성 증후군 등 각종 부작용을 유발할 수 있다고 했다. 그러나 이 같은 비타민 C의 부작용은 정제를 복용했을 때의 폐해다.

비타민 C가 풍부한 채소와 과일을 먹는 것은 전혀 문제가 되지 않는다. 왜냐하면 비타민 C가 함유돼 있는 식품은 이와 동시에 여러 종류의 영양분과 무기질, 미량의 원소 등도 같이 함유하고 있다.

따라서 여러 종류의 항암물질이 함께 작용을 하므로 과다 복용에 따른 부작용은 전혀 없이 항암효과를 나타내게 된다. 그러므로 영양이 풍부한 식품을 먹는 것은 비타민 C 정제를 복용하는 것보다 훨씬 더 합리적인 비타민 C 섭취법이 된다.

식품 속의 비타민 C 손실 최소화 하려면…

비타민 C가 풍부하게 함유돼 있는 식품도 어떻게 먹느냐에 따라 비타민 C 함량이 달라질 수 있다. 그럼, 어떻게 하면 식품 속의 비타민 C 손실을 줄일 수 있을까?

첫째, 식품이 신선할 때 먹어야 한다.

왜냐하면 식품의 저장기간이 길수록 함유돼 있는 비타민 C의 분해가 많아지기 때문이다.

둘째, 식품을 가공할 때 너무 잘게 썰어서는 안 된다.

채소를 가늘게 썰수록 그것들이 산소와 접촉되는 면적이 커지게 된다. 산소는 비타민 C의 파괴를 돕는 작용을 한다.

셋째, 요리하는 방식이 비타민 C에 대해 비교적 큰 영향을 미친다.

비타민 C는 물에 녹으며 그 성질이 매우 불안정하여 열을 쉽게 받고 산화가 잘 된다. 또 저장과 건조에 영향을 받는다. 소금과 함께 구리 냄비에서 요리할 때는 비타민 C의 파괴 속도를 빠르게 한다. 단, 토마토와 귤은 비록 가열해도 비타민 C의 손실이 크지 않다.

만일 채소 요리를 할 때 소다를 넣어 채소의 신선한 녹색을 유지시키려고 한다면 비타민 C는 거의 다 파괴되어 버릴 것이다. 요리할 때 채소가 물에 완전히 잠길 정도로 붓는다면 비타민 C의 유실은 80%까지 이르게 된다. 또 채소를 반쯤 잠기게 했을 때는 60% 정도가 유실되고 물을 채소의 1/4 정도만 붓는다면 비타민 C의 유실을 40%까지 줄일 수가 있다.

넷째, 채소를 가공하여 가늘게 또는 잘게 썰었을 때는 물에 너무 오랫동안 담가두어서는 안 되고, 그대로 오래 두어서도 안 된다.

수용성인 비타민 C는 물에서 유실될 수 있기 때문이다. 따라서 채소 국물 또는 채소가 들어간 기타 국물은 모두 마시는 것이 좋다.

다섯째, 신선한 채소와 과일은 햇빛 아래 두어서는 안 된다. 햇빛을 과도하게 쬐어도 비타민 C가 파괴되기 때문이다.

암을 예방하는 비타민 E

현대 의학계는 암세포가 돌연변이에 의해 생긴다고 보고 있다. 유해 산소(프리라디칼)는 항상 인체 세포 속의 DNA를 공격하여 돌연변이를 일으키게 한다. 그런데 비타민 E는 항산화작용이 있어 프리라디칼을 제거하는 작용을 하는 것으로 알려져 있다.

동물실험에서 밝혀진 바에 의하면 비타민 E를 투여했을 경우 발암물질에 의해 일으키게 되는 피부암과 유방암의 발생을 감소시키는 것으로 나타났다. 어떤 학자는 비타민 E를 항산화제로 사용하면 대변속의 돌연변이를 일으키는 물질을 감소시킬 수가 있고, 비타민 E가 결핍되면 암을 유발하게 된다고 주장했다. 또 비타민 E는 정상세포를 종양세포의 공격과 파괴로부터 보호하고 위암환자의 비타민 E 함량이 낮다는 사실이 밝혀지기도 했다.

비타민 E의 간접적인 암 예방 작용은 인체 내의 비타민 A와 비타민 C가 산화되면서 파괴되는 것을 보호하고 막아내는 데 있다. 그 결과 비타민 A와 비타민 C의 항암능력을 높이는 것이다.

이밖에도 비타민 E는 면역계통의 건강상태를 개선시킬 수도 있다.

비타민 E가 풍부하게 함유돼 있는 식품은 밀, 보리 배아(씨눈), 잡곡류 씨눈, 계란노른자위, 콩 종류, 견과류, 잎채소, 식물성 기름 등이다.

암을 예방하는 비타민 B

일부 동물실험을 통하여 밝혀진 바에 의하면 비타민 B_2가 결핍되면 화학발암물질에 의해 암이 발생할 확률이 높아진다는 것이다.

그동안의 연구 결과 밝혀진 바에 의하면 실험용 쥐에게 비타민 B_2가 결핍된 먹이를 주어 비타민 B_2 결핍 상태에 처하게 한 뒤 국부에 화학발암물질을 주입하였을 경우 피부 종양이 유발되었던 것이다.

그 뿐만이 아니다. 어떤 방식을 쓰든지간에 동물이 비타민 B_2의 결핍 상태에 있게 하고 화학물질로 종양을 유발시키면 간 종양의 성장 속도가 빨라지고 종양의 발생률이 높아지는 것으로 밝혀졌다. 특히 간의 항체 농도가 정상적인 정도보다 뚜렷하게 낮아지는 결과를 보이는 것으로 나타났다. 이것은 비타민 B_2의 결핍이 간 종양 발생과 밀접한 연관이 있다는 것을 의미하는 연구 결과이다. 간 종양의 발생률은 간의 항체 농도와 반비례하기 때문이다.

일반적으로 비타민 B_2가 함유돼 있는 식품은 주로 동물의 내장류, 장어, 콩 종류와 콩 발효 식품인 청국장, 된장, 막장 등이다.
견과류로는 땅콩, 아몬드, 해바라기씨 등이 있고 채소로는 시금치, 냉이, 비름나물 등이 있다. 또 우유, 계란, 목이버섯 등에도 많이 함유돼 있다.

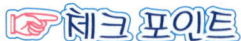
식품 속에 함유돼 있는
B₂의 함유량

※식품 100g에 함유돼 있는 비타민 B_2의 mg 양을 계산해
  보면 다음과 같다.

돼지간 (2.11mg)	오리 간 (1.28mg)
소간 (2.30mg)	장어 (0.95mg)
돼지 콩팥 (1.12mg)	민물 게 (0.71mg)
돼지 염통 (0.52mg)	우유 (0.13mg)
소 염통 (0.49mg)	효모 (3.35mg)
소 콩팥 (1.75mg)	김 (2.07mg)
닭 간 (1.63mg)	청국장 (0.34mg)

☞ **참 고**

　비타민 B_2는 물에 잘 녹기 때문에 물 용액 속에서는 쉽게 손실이 되
는 특성이 있다. 그런 반면 비타민 B_2는 열, 산(酸), 산화에 대해서는 비
교적 안정돼 있다. 그러나 햇빛과 소금은 이를 쉽게 파괴시키기 때문
에 요리를 할 때 소금은 쓰지 않는 것이 좋다.

암을 예방하는 비타민 D

비타민 D에는 주로 비타민 D_2와 D_3가 포괄된다. 비타민 D_2는 에르고스테롤로 자외선에 노출되면 전환되어 만들어진 것이다. 비타민 D_3는 햇빛에 의해 만들어지는 것이므로 일반적으로 성인이 햇빛에 자주 접촉하면서 일반적인 식사조건 아래서는 비타민 D 결핍이 발생되지 않는다.

연구 보고에 따르면 비타민 D는 주로 종양세포의 분열을 촉진하면서 증식을 억제하는 기능이 있다. 비타민 D의 작용은 이를 수용하는 수량의 많고 적음에 관계가 있다. 많은 양을 받아들였으면 종양을 억제하는 기능이 더욱 강해지는 것이다. 이밖에 비타민 D에는 유선암의 예방과 백혈병의 예방 작용도 있다.

암 발생을 막는 미량원소

암의 발생과 미량원소와는 어떤 특별한 관계가 있을까?

이 문제는 날이 갈수록 학계의 비상한 관심을 불러모으고 있다.

한 학자의 연구 결과에 의하면 혈청 아연(Zn)이 낮아지고 구리와 구리(Cu)/아연(Zn)의 비교 수치가 증가되는 것은 소화기 종양의 한 기본적인 특징이라는 것이다. 또 혈중 철분 함량이 높아지는 것은 식도암, 위암의 위험요소로 알려져 있다.

그런 반면 아연, 망간 함량과 종양의 발병률은 반비례를 나타내는 것으로 알려져 있다. 또 식도암 환자의 혈청과 모발에서 셀레늄은 모두 두드러지게 낮은 수치를 보였다.

위암 환자의 경우 혈장 셀레늄과 혈구 셀레늄 농도는 모두 다른 위장병 환자와 건강한 사람에 비해 현저하게 낮게 나타났다.

대장암 환자의 경우 혈청 구리와 구리/아연의 비교 수치는 모두 두드러지게 증가했지만 혈청 아연 농도는 모두 현저하게 낮은 결과를 보였다.

백혈병과 미량원소와의 관계를 연구한 학자들은 다음 몇 가지를 발견했다.

1. 급성 백혈병 환자의 경우 혈청 셀레늄(Se), 망간(Mn), 아연(Zn)이 두드러지게 낮다.
2. 급성 백혈병 환자의 경우 모발의 셀레늄(Se), 망간(Mn), 철(Fe)이 두드러지게 낮다. 그런데 납(Pb), 크롬(Cr)은 정상인보다 두드러지게 높았다.
3. 백혈병 환자 백혈구의 철(Fe), 구리(Cu), 아연(Zn), 셀레늄(Se), 코발트(Cr), 망간(Mn) 함량은 두드러지게 낮았다. 그런 반면 니켈(Ni), 납(Pb), 스트론튬(Sr) 함량은 두드러지게 높았다.
4. 급성 백혈병 환자의 골수 셀레늄은 정상인보다 낮았다.

이렇듯 미량원소는 그 종류에 따라 암을 발병시키는 데 일정 부분 관여도 하고 예방도 하면서 암 발생과는 불가분의 관계를 맺고 있다는 게 현대 의학계의 대체적인 정설이다.

미량원소 니켈과 암

1932년 어느 학자는 영국 니켈 광산의 광부들이 폐암과 비암에 걸리는 비율이 높은 것은 바로 니켈이 그 원인이라고 주장했다. 그 후부터는 니켈의 암 유발 가능성이 전 세계의 주목을 받게 되기에 이르렀다. 그래서 1980년 유엔의 지구감시 계획 속에는 환경을 오염시키는 물질 중 니켈을 가장 위험한 물질로 분류했다.

조사 보고에 의하면 영국, 노르웨이, 독일, 캐나다와 러시아의 니켈 제련소 공원들이 비암과 폐암으로 목숨을 잃는 사망률이 기타 작업장의 공원보다 훨씬 더 높아 그 발병률은 정상인의 5배 내지 150배에 이른다고 발표했다.

급성 백혈병 환자의 혈청 니켈 농도가 발병 초기, 재발, 악화 등의 시기 때는 모두 정상인보다 높게 나타났던 것이다.

이러한 상황 외에도 실험에 의하면 정맥, 근육, 늑골 부위 또는 피하에 니켈을 주사하면 모두 암을 유발한다는 것이다.

이로 보아 니켈과 암과의 상관관계는 여러 방면에서 증명이 되고 있다. 그런데 여기서 한 가지 주목해야 할 점은 일부 미량 원소인 망간, 셀레늄, 마그네슘 등은 니켈의 암 유발 성분에 대항한다는 사실이다. 이 점은 장차 종양에 대한 예방·치료에 있어 새로운 가능성을 열어줄지도 모른다는 기대를 갖기에 충분하다.

미량원소 요오드와 암

음식과 물 속에는 요오드 함량이 낮아서 단순성 갑상선종을 유발할 수가 있다. 갑상선종은 갑상선 종양을 유발하게 된다. 갑상선종이 유행하는 지역에서는 갑상선암의 발병률이 비교적 높은 편이다. 그 원인은 아마도 갑상선 기능 저하로 인해 갑상선 조직이 비대해지게 되면서 종양을 유발하게 되는 것으로 보인다.

요오드 성분이 낮은 음식은 호르몬과 연관이 깊은 유선암, 자궁내막암과 난소암의 발생을 촉진시킬 수 있다. 한 학자는 유선암이 요오드 결핍과 밀접한 관계가 있다는 연구 결과를 발표한 적이 있다. 이 학자에 의하면 요오드가 들어있지 않은 먹이를 먹는 실험용 쥐에게 암을 일으키는 DMBA를 대량 주사했는데 그 결과는 거의 모두가 예외없이 악성 유선암이 발생했다는 것이다. 그리고 병을 일으키는 속도가 먹이에서 요오드를 제대로 얻고 있는 실험용 쥐보다 훨씬 빨랐다는 것이다.

국제기구에서 시행한 조사에서도 요오드가 결핍돼 있는 국가의 경우 유선암이 많이 발생하는 경향이 있다는 사실이 밝혀지기도 했다.

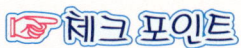 **체크 포인트**

요오드 함량이
풍부한 식품

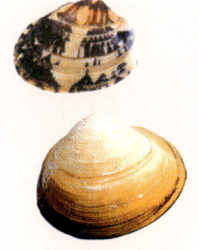

※식품 100g에 함유돼 있는 요오드 함량을 계산해보면 다음과 같다.

고등어 (신선한 것 135mg)	담치 (1,200mg)
생선부레 (마른 것 480mg)	건해삼 (6,000mg)
맛조개 (2,400mg)	건해파리 (1,300mg)
대합 (2,400mg)	가재 (600mg)
모시조개 (1,900mg)	갈치 (신선한 것 80mg)
키조개 (1,200mg)	미역 (100mg)

일본의 경우 비교적 요오드 섭취량이 높은 편에 속해 유선암의 발병률이 낮은 경향을 보인다.

미량원소 아연과 암

아연은 인체에 필수적인 미량원소이다. 아연의 충분과 결핍은 암의 발생과 진행에 모두 큰 영향을 미치는 것으로 알려져 있다.

그동안의 연구 결과에 따르면 암환자의 경우 혈중 아연의 농도가 낮았다. 이로 보아 혈중 아연 농도가 두드러지게 낮아지면 종양이 활동하고 있음을 나타내는 것이다.

그렇다면 암 환자의 혈중 아연 농도가 낮아지는 원인은 무엇일까?

다음의 몇 가지를 추측할 수 있을 것이다.

첫째, 많은 악성 종양 조직의 대사에는 아연이 필요하여 혈중 아연이 종양으로 전이되어 가기 때문이다.

둘째, 종양은 아연을 유도하여 간 또는 기타조직에 누적되게 한다.

셋째, 구리와 아연의 대항작용은 이미 알려져 있어 악성 종양 환자의 혈중 구리성분이 종종 증가되면서 아연의 흡수에 영향을 주게 된다.

넷째, 일부 저혈중 아연의 폐암환자인 경우 뇨에 아연 함량이 높았는데 수술로 종양을 제거하자 그 현상이 바로 잡혀진 것을 발견했다.

다섯째, 혈청 속 아연은 약 70% 정도가 백단백질과 결합하게 된다. 그래서 종양환자에게서 혈청 백단백질 저하현상이 나타나면 혈중 아연이 감소하게 된다.

음식에 들어있는 아연은 암을 유발하는 과정에 대해 억제작용이 있다. 실제로 아연이 들어있는 조직의 경우 암의 발생률이 아연이 없는 조직보다 현저히 낮고 또 종양의 출현 시간도 늦어지게 하기 때문이다.

일상생활 속에서 아연의 섭취량을 증가시키고자 한다면 아연이 풍부한 청어, 굴 등을 많이 먹으면 된다. 이밖에도 계란류, 곡식 씨눈, 육류, 동물의 간, 우유, 잡곡류와 콩 종류에도 아연 함유량이 풍부하다.

미량원소 몰리브덴과 암

식도암 발생률이 높은 지역의 토양이나 곡식, 사람의 혈청 속에는 몰리브덴의 함유량이 낮은 것으로 밝혀졌다. 몰리브덴이 결핍된 토양은 농작물의 초산염을 증가시켜 발암물질인 아질산아민을 합성시키는 데에 선봉 역할을 하게 된다는 것이다.

남아프리카에 트란스키라는 지방이 있는데 최근에 와서 식도암 발병률이 급격하게 올라갔던 것이다. 이를 연구한 학자들은 그 지역의 농작물에서 몰리브덴이 매우 결핍돼 있다는 사실을 발견했다. 특히 그 나라에 대한 조사에서 식도암의 발병률이 높은 지역은 바로 마시는 물에 몰리브덴이 결핍된 지역이었다.

몰리브덴을 가장 많이 함유하고 있는 식품은 콩과식물로서 완두콩, 메주콩, 통밀, 통곡식, 대추, 잎채소, 그리고 동물의 간, 콩팥 등이다.

미량원소 셀레늄과 암

    셀레늄은 독성이 약한 비금속의 일종이다. 그러나 이 또한 동물 체내에 반드시 있어야 되는 일종의 필수 미량원소이다.

    셀레늄과 암은 과연 어떤 관계가 있을까 하는 문제를 놓고 초기에 행해진 연구에서 셀레늄은 독성원소로 분류되었다. 1943년 한 학자가 셀레늄이 암을 일으킬 수 있는 가능성을 제기했던 것이다. 그러나 그 후 수십 년 동안 이루어진 연구에서 셀레늄과 암 발생의 연관성은 부정되었고, 오히려 셀레늄은 일종의 암 억제 원소로 인정받기에 이르렀다.

    암의 발병률이 높은 지역에서 행한 조사 결과 오히려 저 셀레늄과 암의 발생이 일정한 연관관계를 맺고 있다는 사실을 밝혀냈기 때문이다.

    실제로 불가리아의 경우 셀레늄 섭취량이 비교적 높은 지역에 속하는데 그 지역 사람들의 유방암 사망률은 조사해본 모든 국가 중에서 가장 낮은 것으로 밝혀졌다.

    특히 폐암과 간암의 발병률도 저 셀레늄과 연관이 깊은 것으로 알려져 있다. 연구 보고에 따르면 인체의 저 셀레늄이 위장, 대장, 비뇨생식기 계통과 유선 등의 암 발생률 증가와 연관이 깊다는 것이다. 비강암, 피부암 등의 혈청 셀레늄 농도도 모두 정상수치보다 낮은 것으로 나타났다.

    이때 한 가지 유의할 것은 종양 생성을 억제하는 데에 가장 큰 효과를 거두기 위해서는 반드시 셀레늄을 지속적으로 섭취해야 한다.

만일 암이 상당히 진행된 뒤에 셀레늄을 투여한다면 그 효과는 감소되기 때문이다.

그럼, 어떻게 하면 저 셀레늄을 예방할 수 있을까?

셀레늄은 영양소의 일종으로 저 셀레늄이면 많은 질병을 유발하게 되므로 셀레늄을 적절하게 보충하는 것은 적극 권장되고 있는 사항이다.

미국 국가과학원의 식품과 영양위원회에서 1980년에 추천한 셀레늄의 섭취량은 하루에 $50 \sim 200\mu g$ 이다.

인체의 셀레늄 섭취는 주로 식품에서 얻고 있다.

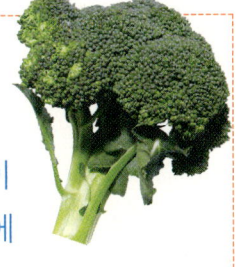

일반적으로 동물의 내장, 해산물, 육류, 계란 흰자위, 쌀과 기타 잡곡류에는 셀레늄의 함유량이 비교적 높다. 채소와 과일은 셀레늄 함량이 비교적 낮은 편이지만 브로콜리는 다른 야채에 비해 높은 편이다.

콩, 우유, 유제품을 위주로 한 식품의 셀레늄 함유량은 앞서 두 가지의 중간 정도이다.

식품 가공이 정제될수록 셀레늄의 함유량은 더욱 적고, 곡물 또는 채소를 가열할 때는 셀레늄의 휘발 성질 때문에 손실량이 25% 이상 된다. 그러나 일반적인 요리 방식은 유실량이 비교적 적다.

셀레늄 섭취에 영향을 주는 요소는 주로 네 가지가 있다.

첫째는 단백질, 카로틴 공급이 부족한 어린이의 혈중 셀레늄 농도는 낮다. 이는 셀레늄이 체내에서 단백질과 결합, 운송되는 특성을 가지고 있기 때문이다.

둘째, 술을 즐겨 마시면 늘 셀레늄 부족을 초래하게 된다. 왜냐하면 술은 일종의 저 셀레늄 음료이기 때문에 술을 마신 뒤에는 식사량이 감소하는 것이 주요 원인이다.

셋째, 식품 속에 수은, 카드뮴, 구리, 아연, 비소 등이 과다하게 들어 있으면 셀레늄의 흡수와 생물 효율에 혼란을 초래하게 된다.

넷째, 식품에 유산염, 인산과 은성분이 너무 많으면 역시 셀레늄의 흡수를 저하시키게 된다.

미량원소 마그네슘과 암

성인의 몸 속에는 약 20~30g 정도의 마그네슘이 들어있다. 그 중에 50~70%는 주로 인산마그네슘과 탄산마그네슘의 형식으로 치아와 골격 속에 존재하고, 약 1/4 정도의 마그네슘은 연조직과 세포간질 속에 존재하고 있다.

그 분포상황은 칼륨과 유사하고 세포 속의 농도가 세포 외부의 농도보다 크다. 전자의 경우는 후자의 약 10배에 이르고 있다.

이러한 마그네슘이 단백질과 결합하면 복합물질이 되므로 물질대사에 대한 의의가 매우 크다. 이는 신체 내의 인산화 작용과 기타 일부 효소 계통에 없어서는 안 되는 활성화 물질이기 때문이다. 즉 인산 효소, 인산 포도당 전환 효소 등이다.

프랑스의 한 의료인은 유럽 사람의 영양섭취가 이집트 사람보다 높지만 이집트 사람이 암에 걸리는 비율은 유럽 사람의 1/10에 불과하다는 사실을 발견해냈다. 이와 동시에 토양 조건과 그밖의 요소로 인하여 이집트 사람이 소모하는 마그네슘의 평균수치가 유럽 사람보다 5~6배나 높다는 것도 알아냈다. 후에 그는 프랑스의 일부 토양 가운데 마그네슘 함유량이 풍부한 지역의 암 발생률이 매우 낮다는 사실도 발견했다. 그런 반면 마그네슘 함유량이 적은 토양의 지역은 암 발병률이 비교적 높았다.

또 다른 한 학자는 실험용 쥐를 가지고 실험한 결과 쥐의 먹이에 마그네슘이 결핍되면 약 8주 뒤에는 약 10% 정도가 백혈병에 걸리게 된다는 사실을 발견해냈다.

그리고 재미있는 사실은 백혈병을 유발하고 암을 유발하는 화학약품을 이미 각기 다른 양의 마그네슘을 먹인 실험용 쥐에게 투여했을 때 마그네슘이 풍부한 먹이를 먹은 쥐는 사실상 백혈병에 걸리지 않았다는 것이다.

연구 결과에 따르면 마그네슘이 결핍된 동물은 종양 세포를 제거하는 능력이 크게 약화되는 것으로 밝혀졌다.

이러한 마그네슘은 밀에 비교적 많이 함유돼 있다. 그러나 밀을 흰 밀가루로 가공했을 때는 대부분의 마그네슘이 유실된다. 흰 밀가루로 만든 빵에는 마그네슘이 약 85%가 손실된 것이다. 마찬가지로 백미에 들어있는 마그네슘은 현미의 1/3도 안 된다. 모유에는 마그네슘이 풍부하지만 우유에는 상당히 감소돼 있다.

마그네슘이 비교적 많이 들어있는 식품으로는 맥아, 밀, 보리싹, 통밀제품, 메밀, 고춧가루, 계란 노른자위, 바나나와 일부 콩 종류, 대다수의 견과류와 씨앗 등이다.

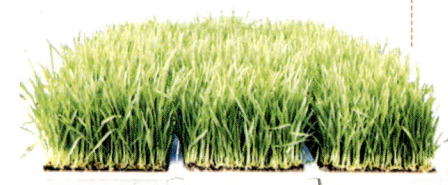

미량원소 철분과 암

성인의 몸 속에 들어있는 철분 양은 4g이 채 안 되지만 그 기능은 굉장히 중요하다. 적혈구 속의 헤모글로빈은 철분, 단백질과 색소로 구성된 것이다. 헤모글로빈에 들어있는 철분의 양은 인체의 총 철분 함유량의 72% 정도 된다.

이러한 철분은 모든 세포의 중요한 성분으로서 세포 증식, 에너지 대사 등에 관여하고 있다. 그동안의 연구 결과 밝혀진 바에 의하면 인체 내에 철분이 너무 많거나 결핍되면 모두 암을 유발할 수 있는 것으로 알려져 있다.

영국과 미국에서 행해진 연구 결과, 탄광에서 철광석을 캐내는 광부의 경우 암 발생률이 일반적인 대조군보다 월등히 높은 것으로 밝혀졌다. 그 원인은 담배, 유독성 먼지, 유독성 공기와 과립 등의 연합작용에 의한 것으로 보인다.

또 학계에 보고된 자료에 의하면 철분 함유량이 과도한 사람은 간암에 잘 걸린다는 것이다. 즉 원발성과 진행성의 헤모글로빈 침착병 환자는 간암에 걸릴 확률이 높다는 말이다. 실제로 원발성 헤모글로빈 침착증에 걸린 환자는 간세포암이 주된 사인으로 알려져 있다.

이들 연구 보고와 상반된 견해도 있다. 또 다른 연구 결과에 의하면 토양과 우물에 철분과 망간이 결핍되면 간암의 발생률이 높은 원인 중 한 가지일 것이라는 점이다. 이 두 가지 물질이 결핍되면 효소류의 활성화가 저하되고 내분비 이상이 생기며, 면역기능이 저하되면서 간세포에 변이가 발생하게 된다는 것이다.

또 어떤 학자는 철분의 결핍은 식도암, 위암의 발생과 연관이 깊다고 했다. 왜냐하면 철분이 결핍되면 위장 속의 일부 세균이 번식하게 되는데 이들 미생물이 아질산염을 아질산아민으로 전환시킬 가능성이 있다는 것이다.

특히 철분이 결핍되면 빈혈을 유발한다. 이러한 빈혈은 인체의 저항력을 떨어뜨려 암에 잘 걸리게 하는 것이다.

결론적으로 말해 철분은 확실히 인체의 면역기능을 높이는 데 일조를 하는 미량원소임에는 틀림없다.

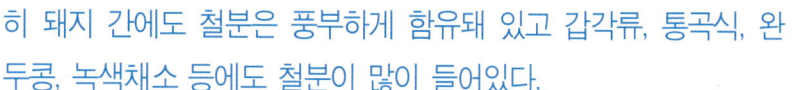

이러한 철분을 섭취하려면 신선한 육류를 섭취하는 것이 가장 좋다. 신선한 육류에는 철분이 헤모글로빈 철분의 형식으로 존재하고 있어 인체에 가장 흡수가 잘 되기 때문이다. 또 동물의 간, 특히 돼지 간에도 철분은 풍부하게 함유돼 있고 갑각류, 통곡식, 완두콩, 녹색채소 등에도 철분이 많이 들어있다.

주의할 점은 '철분의 과다 또는 결핍' 모두 암의 유발과 관계가 깊다는 것이다. 따라서 철분을 섭취할 때는 반드시 적정량이어야 하는 것이 중요하다.

일반적으로 성인이 매일 필요로 하는 철분은 8~12mg이고 어린이는 날마다 12mg 정도가 필요하다. 발육기에 있는 청소년은 매일 15mg 정도가 필요하고 임신부, 수유기와 월경 기간의 여성은 철분의 수요량이 증가되므로 매일 15~20mg 정도를 섭취하는 것이 좋다.

미량원소 망간과 암

망간은 식물, 동물은 물론 인간의 체내에서도 중요한 작용을 한다. 이는 인체에 필수적인 미량원소인데 현재 많은 의학자들은 망간을 일종의 항암원소로 보고 있다.

핀란드와 러시아의 아라무트 지역에서 행한 연구 결과에 따르면 토양의 망간 함유량은 악성 종양의 발병률과 반비례 관계인 것으로 드러나고 있다는 것이다.

망간은 우리 인체에 필수적인 미량원소이다. 이는 단백질의 합성에 관여할 뿐만 아니라 유전 정보의 전달에도 관여하는 것으로 알려져 있다. 또한 망간은 기본 인자의 2급 구조를 유지시키는 데에 중요한 역할을 한다.

이러한 망간은 자연계에 널리 분포돼 있다. 따라서 인체의 망간 공급원은 주로 식품이다.

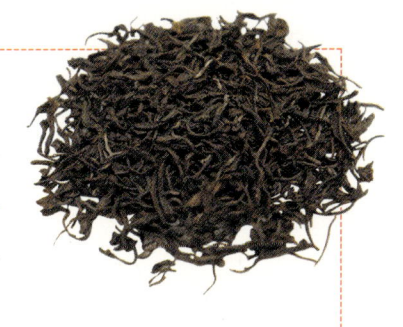

식품 속의 망간은 유기화합물의 형태로 존재하고 있다. 잎 푸른 채소, 곡류와 견과류에는 망간이 비교적 풍부하게 함유돼 있다. 녹차 잎에도 망간 함량이 높다.

그런 반면 육류, 어류, 우유제품과 해산물에는 망간이 비교적 적게 들어있다.

건조된 녹차 잎 또는 녹차 물에 함유된 미량원소는 모두가 망간이 최고치이다. 차를 끓일 때 첫 번째로 우려낸 찻물에는 망간의 양이 가장 많고 두 번째는 90% 이상 용해돼 있다. 홍차 가루에서 우러나오는 망간은 평균 수치가 43% 정도이고 녹차는 31% 정도 된다.

철분과 망간은 서로 흡수를 방해하는 작용이 있다. 식품 속에 산과 인, 칼슘 함량이 과다하면 모두 망간 흡수에 영향을 미친다. 지금까지 많은 학자들은 망간이 결핍되면 암을 일으킬 수 있다고 주장하고 있다. 그러나 일부 학자는 망간 섭취량이 과다해도 암을 일으킬 수가 있다고 했다.

이에 대한 올바른 견해는 바로 기타 미량원소와 마찬가지로 적당량과 균형적으로 섭취해야 한다는 것이다. 과다하거나 부족하면 모두 질병을 초래할 수가 있는 것이므로 이것이 바로 한의학에서 주장하는 평(平)을 이루어야 한다는 논리다. 망간을 섭취하는 데 있어 가장 좋고 가장 간편한 방법은 바로 녹차를 많이 마시는 것이다.

미량원소 칼슘과 암

칼슘은 골격과 치아를 구성하는 중요한 성분이다. 인체의 칼슘 99%가 모두 골격과 치아에 집중돼 있다. 일반적으로 연조직에서도 칼슘은 기본적인 구성성분이다. 그리고 골격, 치아 등의 정상 기능을 유지하는 데에 있어서도 없어서는 안 될 물질이다.

그동안의 연구 보고에 따르면 우유, 생선, 채소 등 칼슘이 풍부한 음식을 섭취하거나 직접적으로 칼슘을 보충한다면 결장암과 직장암의 위험성을 줄일 수가 있다고 했다.

또 비타민 D와 칼슘 섭취량이 가장 많은 사람은 결장암과 직장암의 위험성이 제일 적은 것으로 알려져 있다.

충분한 칼슘량은 또한 지방산, 담즙과 서로 결합하여 불용성화합물이 형성되면서 몸 밖으로 배출시킴으로써 지방과 담즙산에 대항하는 작용도 있다. 그런데 지방과 담즙산의 대사 부산물은 결장상피세포의 비대와 대장암의 발생률을 높이게 된다.

칼슘의 공급원 중 동물성은 우유류와 유제품, 그리고 패류인 조개, 게, 새우, 계란 등이고 식물 공급원은 녹색채소가 칼슘의 중요한 공급원으로 꼽힌다.

그러나 그 칼슘이 인체에 이용되는지의 여부는 함유하고 있는 초산염에 따라 결정된다. 즉 냉이, 유채, 단배추 등에 함유돼 있는 칼슘은 모두 인체에 쉽게 이용된다.

그러나 시금치는 칼슘 함유량이 높기는 하지만 많은 양의 초산염도 함유하고 있어 이 두 가지가 합성되면 녹지 않는 초산칼슘이 되면서 인체에 쉽게 흡수가 안 된다.

콩 종류도 칼슘의 중요한 공급원이다. 메주콩은 그 자체에 상당히 많은 칼슘을 함유하고 있다. 그런데 두부, 순두부 등을 만들 경우 칼슘염을 첨가하기 때문에 칼슘 함량을 더욱 높이게 된다.

이외에 견과류에도 칼슘이 풍부하게 들어있다. 즉 아몬드, 호박씨 등의 씨앗, 호두 등이 그런 것들이다. 칼슘이 풍부한 과일도 있다. 산

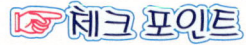

칼슘이 풍부한 베스트 식품들

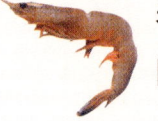

※식품 중 먹을 수 있는 부분만을 놓고 볼 때 100g당 칼슘의 함유량(mg)을 계산했을 경우 칼슘이 풍부한 식품은 다음과 같다.

우유 (120mg)	파란콩 (240mg)
치즈 (177mg)	검은콩 (250mg)
두부채 (284mg)	수박씨 (볶은 것 237mg)
건새우 (2,000mg)	호박씨 (볶은 것 235mg)
메주콩 (367mg)	호둣살 (119mg)
계란노른자위 (134mg)	마른 미역 (1,177mg)
참게장 (870mg)	파래 (467mg)

사와 감귤 등이다. 이밖에도 밀기울, 참깨, 무말랭이 등도 칼슘이 풍부한 식품들이다.

암을 예방하는
베스트 식이원칙

현대인의 불치병으로 악명을 떨치고 있는 암의 정복은 과연 불가능한 걸까?

현대 의학이 눈부신 발전을 하고 있지만 암은 쉽사리 정복될 기미를 보이지 않고 있다. 그렇다고 속수무책 당하고만 있을 수 없다.

우선 예방부터 해보자. 그러자면 가장 먼저 신경 써야 할 것이 바로 음식이다. 이른바 암 예방은 음식부터 시작돼야 한다. 그만큼 암 발생과 음식과의 관계는 밀접한 관련을 맺고 있기 때문이다.

암예방 식이원칙 ①
영양의 균형을 이루어라

암을 예방하는 식이원칙에서 가장 중요한 것은 영양의 균형을 이루어야 한다는 것이다. 그러자면 우리 몸이 원하는 영양소가 무엇인지 알아야 한다. 일반적으로 일상생활에서 우리 몸이 필요로 하는 영양분은 크게 다섯 가지로 나눌 수 있다.

· 과일 – 인체에 필요한 무기질과 비타민을 제공한다.
· 채소 – 인체에 필요한 무기질과 비타민을 제공한다.
· 유지 – 지방을 제공한다.
· 오곡 – 당질과 탄수화물을 제공한다.
· 육류 · 생선 · 계란 · 우유 – 풍부한 단백질을 제공한다.

우리가 일상적으로 먹는 음식에서 이상의 다섯 가지 식품을 골고루 섭취한다면 영양 섭취에 있어서 불균형은 초래하지 않을 수 있다. 균형잡힌 음식은 매일 채소 2접시와 과일 2몫, 유지 3스푼, 오곡류 3~6몫, 생선 · 육류 · 계란 · 우유 · 콩을 각각 한 몫씩 섭취해야 하며 똑같은 음식을 장기간 동안 섭취하지 않는 것이 좋다. 특히 지방 섭취는 총칼로리의 30% 이하로 하고 이상적인 체중을 유지하도록 한다.

영양의 불균형 또는 불량, 비만 등 이들 요소 모두가 암을 일으킬 확률을 높이게 된다는 사실을 상기해야 한다. 이외에도 우리 실생활에서 주의해야 될 점의 하나로 식용유를 여러 번 반복해서 사용하는 것도 피하는 것이 좋다.

신선한 식품을 먹고
소금에 절인 식품은 제한하라

우리에게는 배고프게 살았던 옛 시절이 있었다. 지금이야 위생관념이 많이 좋아졌지만 아직까지도 음식을 함부로 버리지 않는 편이다. 그러다보니 부패한 음식을 먹는 경우도 더러 있다. 이것은 결코 좋은 식습관이 아니다. 음식은 되도록 신선한 재료를 사용해 그때그때 만들어 먹는 것이 좋다. 특히 소금에 절인 식품과 통조림을 적게 먹는 것 또한 암을 예방하는 중요한 식이원칙 중 한 가지이다.

비교적 기름을 적게 쓰는
조리법을 선택하라

즉 찜이나 탕, 무침 등의 방법으로 요리를 하는 것이 암을 예방하는 데는 더 유리하다. 기름에 튀기거나 기름에 지지는 것, 혹은 불에 굽는 등의 방법은 되도록 피하는 것이 좋다. 이 같은 방법으로 만들어낸 음식은 비록 맛은 있지만 건강에 대한 위협도 상대적으로 크다는 사실을 알아야 한다.

평소의 습관을 관리하라

암을 예방하기 위해서는 좋은 식습관을 갖는 것도 중요하다. 일반적으로 암을 예방하는 데 도움이 되는 식습관 4가지를 소개하면 다음과 같다.

> · 과식하지 않으며 적당한 운동을 한다.
> · 너무 기름지거나 너무 달고 짜며 너무 뜨거운 음식을 삼간다.
> (즉 패스트푸드나 비계가 많은 육류, 케이크, 탄산음료, 통조림
> 등은 적게 먹거나 안 먹는 것이 좋다.)
> · 편식하지 않아야 하고 채소를 많이 먹도록 한다.
> · 식품과 식기는 깨끗하게 씻어서 암을 일으키는 화학물질이 잔
> 류되지 않도록 한다.

제3장

내 몸에 약이 되는
항암식품

우리의 먹거리는 우리 몸의 피와 살을
만드는 중요한 재료가 된다.
따라서 피와 살이 건강하려면 먹거리에
각별히 신경을 써야 한다.
암을 예방하고 치료하기 위해서도
마찬가지이다. 평소 항암식품을 꾸준히
섭취하는 것은 암 발생을 막는
가장 중요한 요소가 된다.

암을 예방하려면
밥상부터 바꿔라

암은 전염병처럼 병균이 일으키는 병이 아니라 생활방식이 인체에 해를 끼쳐서 생기는 질병이다. 여기에는 유해환경, 공해, 스트레스, 운동부족, 발암물질의 증가 등의 내용이 포함되지만 음식물이 부적절한 것이 큰 원인이다.

암癌을 한자로 풀이해보면 질병을 뜻하는 부수 글자 아래 입을 뜻하는 구가 세 개가 있고, 뫼 산 자가 아래에 있다. 먹는 것이 그만큼 중요하다는 의미로 해석할 수 있고, 너무 많이 먹는 것을 경계해야 한다는 의미로 해석할 수도 있다.

전통적으로 건강식은 소식이고 지금처럼 인스턴트나 육식의 피해도 그때는 없었으니 과식을 피하는 것을 가장 중요시 했을지도 모른다.

암의 발생이 이처럼 먹는 것에서 큰 원인을 찾을 수 있다면 암의 예방이나 치료도 식품에서 찾을 수 있을 것이다. 그래서 암을 예방하고 치료하는 가장 중요한 요소는 바로 바른 먹거리를 찾아서 적절히 섭취하는 것이다. 우리의 먹거리는 우리 몸의 피와 살을 만드는 원료가 되기 때문이다. 음식이 피가 되고 살이 되는 것이다.

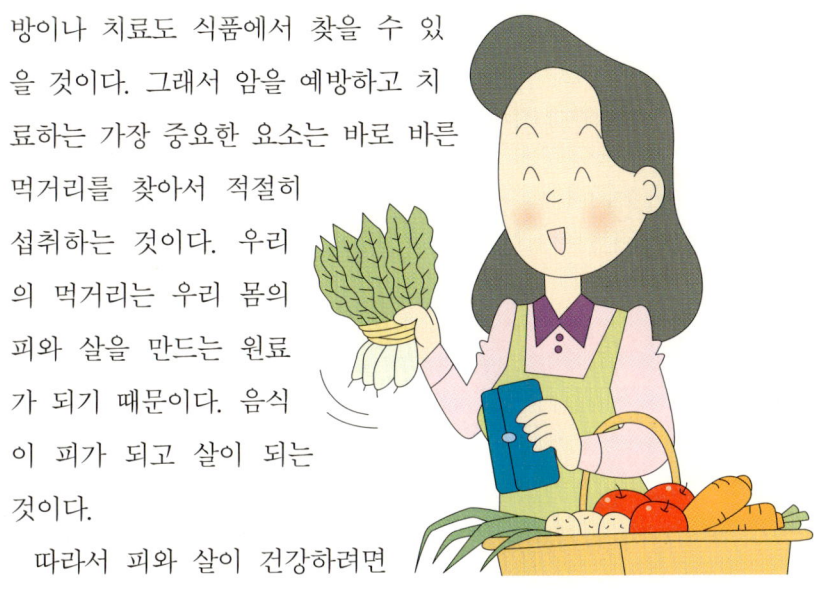

따라서 피와 살이 건강하려면 좋은 피, 좋은 살을 만드는 좋은 음식을 먹어야 한다.

암을 예방하기 위해서도 마찬가지이다. 암에 좋은 음식을 먹어야 한다. 그것이 바로 암을 예방하는 항암식품의 '힘'이다.

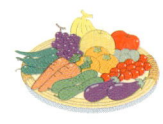

전통에서 찾아낸
암 예방 식품 3가지

한국인 대표맛 김치

　한국인에게 있어 김치는 조금 특별
하다. 겨울철 신선한 야채를 대신하여
우리의 입맛을 돋우는 중요한 식물 섬유성
발효식품으로 발전하여 왔다. 배추와 무, 당근 등의 푸른 야채를 주재
료로 고춧가루, 마늘, 양파, 파, 생강, 그리고 각종 양념 재료를 사용
하는 복합 영양식 김치는 각각의 지역과 기후에 알맞게 맛과 향을 만
들어 왔다.
　탄수화물을 주식으로 하는 우리 밥상에 어우러진 김치는 위나 장의

운동을 촉진한다. 또한 김치의 부재료인 고춧가루와 생강에 함유된 성분은 세포에 해로운 작용이 있는 물질을 신속하게 배출, 촉진하는 기능을 한다. 고추 속 매운 맛의 주성분인 캡사이신은 동물실험에서 종양의 종류나 발암물질에 따라 발암을 억제 또는 촉진하는 것으로 발표되고 있다.

김치의 부 재료 중 가장 독특한 양념인 마늘은 *수용성 성분(*역주- L-시스테인, L-메티오닌, S-아릴-1-시스테인(SAC), S-메틸-1-시스테인(SMC))과 *지용성 성분(*역주- 디아릴 설피드(DAS), 디아릴 디설피드(DDS), 메틸 프로필 설피드(MPS), 디프로필 디설피드(DPDS), 디메틸 트리설피드(DMTS), 메틸 프로필 트리설피드(MPTS), 메틸 프로필 티오설 피네이트(MPTS))이 풍부하다.

마늘의 성분 중 디아릴 설피드(DAS)는 위암, 간암, 폐암, 방광암 및 대장암에 대하여 억제효과가 있으며, 디아릴 디설피드(DDS)는 대장의 선암에 대하여 억제효과가 있다. 또한 발암물질 등에 의한 전자친화적인 손상에 의한 지질 과산화를 억제하거나 DNA손상을 낮추는 작용이 있다고 알려져 있다.

배추, 양배추, 브로콜리, 콜리플라워 등의 십자화과 식물에 많은 굴루코시노레이트류(Glucosinolates)인 인돌-3-카비놀(I3C), 시니그린(Sinigrin: SIN) 및 이소티오시아네이트류(AITCs: PEITC, BITC, PITC)는 폐암이나 대장암에 억제효과가 있다.

무, 사탕무, 배추, 양배추, 물냉이 그리고 브로콜리 등의 어린 싹 중에는 술포라판(Sulforaphane: SR)이라는 물질이 있어 유방암 등에 탁월한 억제효과가 있다.

생강의 진저롤(gingerol)성분도 항산화작용 등이 있다고 알려져 있다. 무와 함께 김치의 부재료로 사용되는 당근은 베타카로틴, 비타민 C 등이 함유되어 있어 위암, 간암, 폐암 등에 대하여 예방효과가 있다고 널리 알려져 있다.

따라서 우리 조상들의 지혜의 산물인 김치는 각종 암을 예방하고 치료하는 이 시대 최고의 식품이라 할 수 있다.

구수한 맛이 일품 청국장

청국장의 항암 효과에 대해서는 이미 모르는 이가 없을 정도다. 이때 항암 효과에 직접적으로 작용하는 것이 사포닌이란 성분인데, 콩을 씻을 때 생기는 거품이 바로 사포닌 성분 때문이다.

콩의 사포닌은 발암을 억제하는 작용이 있으며, 혈액 중의 콜레스테롤을 저하시키고 동맥경화를 막는 것으로 알려져 있다. 사포닌과 같은 식이섬유에는 유해성분이 장 점막과 접촉하는 시간을 줄이고 유해

성분을 흡착해서 독성을 약하게 하는 작용이 있다.

따라서 청국장은 음식물 속에 있을 수 있는 발암물질이나 뱃속에서 생긴 발암물질도 희석시키고 단시간에 배설시키기 때문에 대장암에 걸릴 가능성이 낮아지게 한다.

또한 청국장의 끈끈한 실의 주된 구성성분이 폴리글루테믹 아시드(polyglutamic acid)인데, 이는 항암물질의 운반에 관여할 뿐만 아니라 그 자체로도 항암능력을 지닌 것으로 알려져 있다.

전통음식의 백미 된 장

최근 된장이 암의 예방과 치료에 우수한 효과가 있다는 것이 많이 보도되고 있다. 콩의 항암작용에 대한 미국의 한 역학조사에 의하면 콩을 장기적으로 다량 섭취하면 유방암, 대장암, 자궁내막암, 폐암의 발생 빈도를 줄인다는 결과가 나왔다. 또한 암의 재발과 전이를 방지하는 효과가 있다고 밝혀졌다.

발암물질에 대한 암세포 발생억제 효과를 측정하는 〈항돌연변이성 연구〉 결과, 콩 발효식품인 된장은 거의 100% 돌연변이 유발을 억제하는 것으로 나타났고, 15분 정도 끓인 된장국도 80~90%의 돌연변이 억제 효과를 보였다. 또한 된장은 이미 발생한 암세포의 전이를 억제하는 효과도 우수한 것으로 나타났다.

콩은 성장, 전이에 필요한 암세포의 혈관 생성을 억제하는 작용을 한다. 이는 콩에 모세혈관의 형성을 방해하는 제니스테인이라는 물질이 있는데, 이 물질이 영양공급을 차단해 암세포가 증식하는 것을 막는 역할을 하기 때문이다.

콩에는 또 여러 종류의 항암물질과 단백질, 탄수화물, 무기질, 지방 등의 영양소가 풍부해 세포의 노화를 지연시키고 면역력을 강화시키는 작용을 한다.

특히 콩 단백질에는 인체에 필요한 필수아미노산이 다량 함유되어 있는데 이 필수아미노산은 인체 내에서 합성되지 않기 때문에 음식물로 섭취해야만 하는 물질이다.

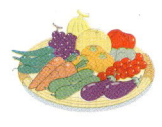 바다에서 찾아낸
암 예방 식품 9가지

바다의 왕 **전 복**

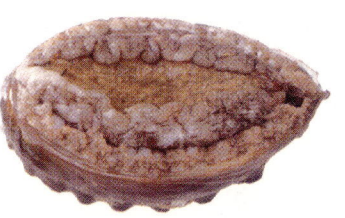

　비싼 만큼 높은 영양 가치를 가신 전복은 주로 간장에서 작용을 한다.

전복은 피를 보충하고 간을 부드럽게 하며 저린 증상을 개선하는 효과가 있다. 특히 경락을 통하게 하며 뛰어난 항암작용을 한다.

　따라서 전복은 주로 허약 손상을 다스리고 혈액부족에 의한 월경불순을 개선하며 산모의 젖 부족증, 각종 종양 치료 등에 활용하면 좋은 효과가 있다.

현대 약리학 연구 결과에 의하면 전복에는 20여 종의 아미노산 성분이 함유돼 있는 것으로 밝혀졌다. 또 암세포 연구균, 포도구균, 유행성 독감 병독, 단순포진병독 등을 억제하는 작용이 있기도 하다.

전복의 성분 실험 결과, 흥미 있는 결과가 나타났다. 먼저 전복을 끓인 즙을 농축시켜서 화학적 처리방법으로 분자량 5만 이상의 성분을 얻어냈다. 역시 성분은 백색의 당단백이지만 가리비의 항암물질과 조금 다른 물질이다.

암세포를 피하에 이식한 쥐의 종양 내에 전복에서 추출한 물질을 주사했다. 그러자 종양 저지율이 가장 높았던 것은 99.2%, 가장 낮았던 경우라도 80.3%로서 평균 90% 가까운 효과가 있는 것을 알 수 있었다. 이 경우, 보통 조리에서 버리기 쉬운 전복의 즙을 이용한 점을 눈여겨 볼 만하다.

바다의 무법자 상어연골

학자들의 연구에서 흥미로운 점이 발견되었다. 상어는 암에 걸리지 않는 극소수 동물 중의 하나라는 것이다.

상어 연골에는 혈관의 생성을 억제하는 물질이 있어, 암세포 혈관에 영양을 공급하는 신생혈관 생성을 막는 작용으로 암세포가 증식하고 전이할 수가 없는 것이다.

상어는 70~80%가 연골로 이루어진 구조를 가지고 있다. 뼈에는 혈관이 있지만 연골에는 혈관이 생기지 않는다. 이런 상어연골 성분을 잘 이용하면 암의 신생혈관을 막을 수 있어 암이 마구 자라거나 전이하는 것을 막을 수 있다는 착안에서 연구가 많이 이루어졌다.

뼈(견골)와 달리 연골에는 혈관이 없는데 이처럼 상어의 뼈에 혈관이 없다는 것은 상어연골 안에 신생혈관 저해물질이 있다는 사실을 뒷받침 해준다.

암세포가 1~2㎟ 의 크기가 되면 '신생혈관 증생인자'라는 것을 만드는 데, 이 혈관은 정상 혈관과 달리 암에 연결되는 새로운 혈관을 만든다. 암세포는 이것을 통해 영양과 산소를 받아 발육하고 증식한다. 이 신생혈관은 정상적인 혈관과는 달리 나선형 구조이다.

이러한 신생혈관의 생성을 억제하면 암세포의 영양공급을 차단하여 괴멸시킬 수 있으므로 이 물질이 가장 많은 상어연골 추출액을 쥐를 통해 실험한 결과, 신생혈관 저해율이 매우 높았다고 한다.

또한 상어연골은 암으로 인한 통증에도 상당히 유효한 반응을 보인다. 특히 상어연골의 주성분 중의 하나인 무코 다당체는 면역 활성 작용이 있다.

정력의 묘약 굴

바다의 우유라 불리는 굴은 주로 간장
과 신장에서 작용을 한다.

몸의 기를 보충하고 피의 생성을 촉진하며 열을
내리고 해독하는 효능이 있다. 특히 그 껍질은 만성병
으로 혈액이 부족하고 진액이 소모된 손상을 다스린다. 껍질 속 탄산
칼슘, 인산칼슘, 마그네슘, 산화철과 유기질은 제산과 진정, 혈압을
내리는 작용, 종양 세포의 성장을 억제하는 효능이 있다.

현대 약리학 연구에 의하면 굴에는 단백질이 풍부하고 필수 아미노
산 8종류, 비타민 A, B₁, B₂, D, E 등과 구리, 아연, 망간, 몰리브덴,
인, 칼슘, 마그네슘 등 다양한 영양성분들이 함유돼 있는 것으로 밝혀
졌다. 이 가운데 아연은 어린이의 지능 발달을 촉진하는 효능이 있어
굴은 지능을 높이는 해산물로도 불려진다.

☞ 이렇게 활용하세요!

▶ **종양 환자의 경우**
- 종양 환자이면서 몸이 허약하고 혈액이 부족할 때는 굴을 익혀서 먹으면 좋다.
- 굴 껍질을 가루로 만든 뒤 한 번에 3~5g씩을 하루 2~3회 정도 복용한다.

▶ **빈혈이 심하고 식은땀이 날 때**
- 굴 25g을 끓여서 먹으면 좋다. 신경통이 있을 때도 효과적이다.

바다의 왕자 대합조개

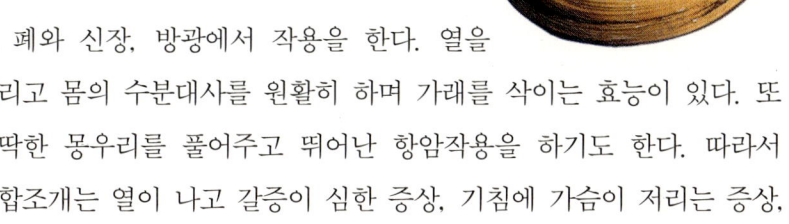

　시원한 국물 맛이 일품인 대합조개는 주로 폐와 신장, 방광에서 작용을 한다. 열을 내리고 몸의 수분대사를 원활히 하며 가래를 삭이는 효능이 있다. 또 딱딱한 몽우리를 풀어주고 뛰어난 항암작용을 하기도 한다. 따라서 대합조개는 열이 나고 갈증이 심한 증상, 기침에 가슴이 저리는 증상, 여성의 하혈, 치루, 종양 등에 활용하면 좋은 효과가 있다.

　현대 약리학 연구에 의하면 대합에는 단백질, 지방, 탄수화물, 무기질, 비타민 A, 비타민 B_2, 니코틴산, 요오드 등이 다량 함유돼 있는 것으로 밝혀졌다.

☞ 이렇게 활용하세요!

▶ **부종 · 황달일 때**
- 대합을 끓여서 먹는다.

▶ **기침에 가래가 많을 때**
- 대합 50~60g에 파 다섯 뿌리를 넣고 끓여 먹는다.
- 특히, 폐암에 가래가 많고 식도암에 점액질이 많이 나올 때 꾸준히 먹으면 좋다.

▶ **여성의 월경 이상일 때**
- 월경에 유난히 핏덩어리가 많이 섞여 나오면 대합조개 30g에 파, 생강을 넣고 끓여서 먹는다. 이는 열을 내리고 어혈을 제거하는 효능이 있다.

은빛 신사 갈치

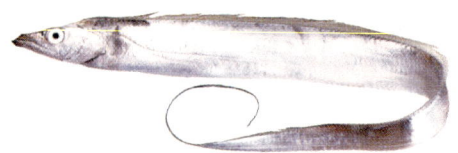

반짝반짝 빛나는 은비늘만큼이나 맛도 좋은 갈치는 그 성질이 따뜻하고 맛은 달며, 주로 위장과 간장에서 작용을 한다. 주요 약효는 위장을 덥게 하고 간장의 기능을 좋게 한다. 또 허약증을 개선하고 항암작용을 한다. 따라서 위염, 간염, 위암, 임파종양에 대해 좋은 개선 효과가 있다.

현대 약리학 연구에 의하면 흰 갈치에는 단백질 18.1g, 지방 7.4g, 무기질 1.1g, 수분 74g, 칼슘 24mg, 인 160mg, 철분 1.1mg, 그리고 비타민 B_1, 레시틴, 니코틴산이 함유돼 있는 것으로 밝혀졌다. 또한 신선한 갈치 1kg에는 요오드가 80mg이나 들어있고, 100g당 비타민 A는 50IU가 함유돼 있다. 특히 갈치 비늘에서 추출해낸 6-TG라는 성분은 급성 백혈병, 위암, 임파종양을 치료할 수 있는 것으로 알려져 있다.

📖 이렇게 활용하세요!

▶ **간염일 때**
- 싱싱한 갈치를 쪄낸 뒤 위에 떠 있는 기름을 걷어내고 먹으면 된다.

▶ **종양일 때**
- 종양환자는 갈치 찜(비늘을 벗기지 말고)을 먹도록 한다.

힘의 원천 생선 부레

생선이 물 속에서 자유자재로 헤엄칠 수 있도록 도와주는 생선 부레는 신장에서 주로 작용을 한다.

신장을 보호하고 정력을 북돋아주며, 근맥을 자양하는 효능이 있다. 또 지혈효과와 어혈을 없애는 효과, 종기를 가라앉히는 효과가 있다. 특히 항암작용을 하는 식품이기도 하다.

따라서 이러한 생선 부레는 주로 신장 허약에 의한 정액 유출을 다스리고 산후풍으로 발생하는 경련이나 파상풍, 토혈, 여성 하혈, 상처 출혈, 치질, 종양 등을 치료하는 효능이 있다.

또한 궤양증과 결핵, 빈혈 등에도 효과가 있다. 현대 약리학 연구에 의하면 생선 부레에는 단백질, 지방, 골교질, 칼슘, 인, 철분 등 다양한 성분이 함유돼 있는 것으로 드러나고 있다.

☞ 이렇게 활용하세요!

▶ 식도암 · 위암일 때
- 부레를 참기름으로 바싹 튀겨낸 뒤 가루로 만들어 매일 3회 복용하되, 한 번의 복용량은 5g 정도가 적당하다.

▶ 재생 불량성 빈혈일 때
- 생선 부레 9g, 당귀 9g, 대추 10여 개를 물로 달여 늘 복용한다.

▶ 신장허약에 의한 유정일 때

- 철갑상어 부레 9~15g을 가루로 만든 뒤 하루 3회 복용한다.

▶ 여성의 하혈과 허리의 시큰한 통증일 때
- 생선 부레 적당량을 응달에 말린 뒤 끓여서 먹는다.

▶ 여성의 대하증일 때
- 철갑상어 부레 10g과 돼지 족 1개를 돌 냄비에서 푹 끓여 복용한다.

검은 별미 홍 합

시원한 국물 맛을 내는 데 널리 활용되는 홍합은 그 성질이 덥고 맛은 짜다. 주로 간장과 신장에서 작용을 한다.

주요 약효는 간장과 신장을 자양하고 피를 맑게 하며 종양을 해소하는 효과가 있다. 따라서 주로 허약 과로로 인한 현기증, 식은땀이 나는 증상에 많이 쓰이고 남성 성기능장애 개선이나 요통, 토혈, 여성 하혈증, 대하증, 각종 종양 등에도 많이 활용된다.

현대 약리학 연구에 의하면 건조시킨 홍합 100g에는 수분 13g, 단백질 59.1g, 지방 7.6g, 탄수화물 13g, 무기질 6.9g, 칼슘 277mg, 인 864mg, 철분 24.5mg, 레시틴 0.46mg, 니코틴산 3.1mg과 풍부한 요오드 함량은 1,200mg이나 되는 것으로 알려져 있다.

▶ **갑상선 종양일 때**

- 홍합 30g과 김 10g을 함께 국으로 끓여 먹는다.

▶ **신경쇠약과 남성 성기능장애일 때**

- 홍합 30g과 함께 참새 한 마리를 고아서 먹는다.

▶ **기능성 자궁 출혈일 때**

- 홍합 30~60g을 돼지고기와 함께 끓여서 먹는다.

영양의 보고 **등푸른 생선**

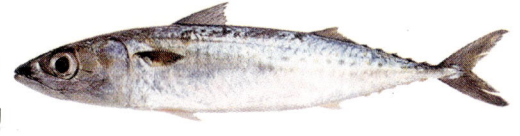

다랑어, 고등어, 장어, 꽁치, 정어리 등의 등푸른 생선에 포함되어 있는 DHA라는 성분에 암 억제 효과가 있다는 것을 증명해 보인 것은 일본 국립 암연구소이다.

육식을 즐겨 먹는 사람은 암에 걸릴 가능성이 높다고 하는데, 이것은 육류 등에 다량 함유되어 있는 아라키돈산이 체내에 들어오면 프로스타글란딘 E_2라는 발암 프로모터 물질로 변화하기 때문이다. DHA에는 이 작용을 억제하고 암세포의 증식을 억제하는 효과가 있다.

EPA도 DHA와 마찬가지로 대장암을 억제한다는 것이 일본 간사이 의과대학의 실험에 의해 입증되었다. 이를 통해 EPA는 발암을 억제할 뿐 아니라 암세포의 증식과 전이까지도 막는다는 사실이 확인되었다.

바다의 인삼 **해 삼**

미끌미끌 독특한 맛을 지닌 해삼은 그야말로 영양의 보고이다. 바다의 인삼이라는 말이 무색할 정도다. 이러한 해삼은 그 성질이 따뜻하고 맛은 짜며, 주로 심장과 신장, 비장에서 그 작용을 한다.

주요 약효는 신장의 기능을 보하고 정력을 보강해준다. 또 피를 생성하고 몸의 건조함을 예방하며, 뛰어난 항암작용을 하는 것이다.

따라서 해삼은 정기와 피의 부족으로 유발된 허약손상과 과로를 다스리고 남성의 성기능장애나 몽정, 빈뇨, 변비 등에 효과가 있다. 특히 각종 종양에 대해 뛰어난 항암효과를 나타낸다.

현대 약리학 연구에 의하면 해삼에는 암세포의 성장과 전이를 억제하는 성분이 함유돼 있는 것으로 밝혀졌다. 영양학적으로 살펴보아도 해삼은 그야말로 최고의 건강식이다.

건조된 해삼에는 수분 21.55g, 조단백질 55.5g, 조지방 1.85g, 무기질 21.09g이 함유돼 있다. 물에 불린 해삼의 경우는 수분 76g, 단백질 21.5g, 지방 0.3g, 탄수화물 1g, 무기질 1.1g, 칼슘 118mg, 인 22mg, 철분 1.4mg가 들어있고, 건조된 해삼 1kg당 요오드 함량은 6000mg이나 들어있기도 하다.

🖝 이렇게 활용하세요!

▶ 암 환자의 경우
① 물에 불린 해삼 1,500g을 준비한다.
② 준비된 해삼의 배에 칼집을 넣은 뒤 끓는 물에서 한 번 데쳐낸 후 물기를 뺀다.
③ 해삼을 솥에 넣고 적당한 크기로 썬 파, 육수 250g, 맛술 30g, 간장 6g, 소금 3g 등을 넣어 찌개로 끓이거나 볶아서 먹는다.

▶ 재생 불량성 빈혈일 때
- 해삼 1개를 계란과 함께 끓인 뒤 양념하여 먹는다.

▶ 노인성 변비가 심할 때
- 해삼 1개와 목이버섯 6g을 끓인 뒤 양념하여 먹는다.

▶ 당뇨병일 때
- 해삼 2개, 계란 1개에 돼지 췌장 1개를 넣고 끓인 뒤 양념하여 먹는다.

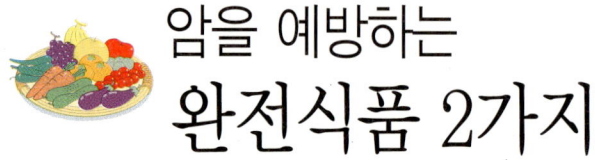

암을 예방하는
완전식품 2가지

칼슘의 보고 우 유

완전식품의 대명사 우유는 주로 심장과 폐, 위장에서 작용을 한다.

주요 약효는 모든 허약 손상을 치료하고 폐와 위장 기능을 좋게 하며 진액을 생성하여 장을 윤택하게 하는 효과가 있다. 따라서 허약 손상과 과로 손상을 다스리고 위장병, 소갈증, 변비 등의 증상을 치료하는 작용을 한다. 특히 위암을 예방하는 약효가 뛰어나다.

현대 약리학 연구에 따르면 우유 100g에는 수분 87g, 단백질 3.1g,

지방 3.5g, 탄수화물 6g, 무기질 0.7g, 칼슘 120mg, 인 90mg, 철분 0.1mg, 비타민 B_1 0.04mg, 비타민 B_2 0.13mg, 니코틴산 0.2mg, 비타민 C 1mg, 비타민 A 140IU가 함유돼 있는 것으로 알려졌다.

우유의 단백질은 주로 카제인으로 함량은 평균 2.9%인 것으로 드러났다. 이와 함께 백단백질과 구단백질도 들어있는데, 이 세 가지 단백질에는 모두 필수아미노산이 포함되어 있다.

우유의 지방은 주로 팔미트산이고, 기타 저급의 지방산과 경지산도 들어있다. 그리고 소량의 레시틴, 콜레스테롤, 색소 등도 들어있다.

우유 속의 당질은 주로 유당이고, 무기질은 칼슘, 인, 철분, 마그네슘, 칼륨, 나트륨, 유산 등이다.

☞이렇게 활용하세요!

▶ **속이 더부룩 답답할 때**
- 우유 한 컵에 부추즙 100g, 생강즙 25g을 섞어서 따뜻하게 해서 마신다.

▶ **위와 십이지장궤양일 때**
- 우유 250㎖를 끓인 뒤, 여기에 벌꿀 50g, 백급분 6g을 타서 매일 한 번씩 마신다.

▶ **몸이 허약하고 기혈이 부족하며 방사선 치료를 받고 있을 때**
- 우유와 쌀로 죽을 끓이거나 대추죽을 늘 먹는다.

▶ **습관성 변비일 때**
- 우유 250㎖, 벌꿀 60g, 생파즙 약간을 함께 끓여서 아침 공복에 먹는다.

불로장수의 묘약 로얄제리

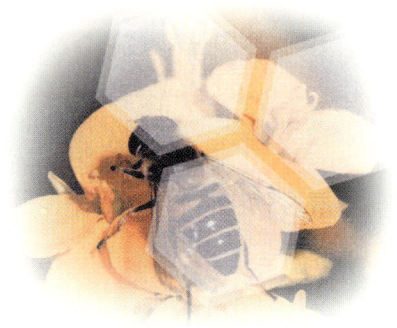

　예로부터 불로장수, 정력의 묘약으로 알려진 로얄제리는 맛이 달면서 시큼하다. 주로 비장과 폐, 대장에서 작용을 한다.

　주요 약효는 자양강장 효과가 뛰어나고 간장의 기능을 도우며 비장을 튼튼히 한다. 특히 항암 효과에서도 최근 크게 주목받고 있다.

　따라서 로얄제리는 주로 병후 허약을 다스리고 소아의 영양불량에 효과가 있다. 또 노년기 체질 허약을 개선하고 전염성 간염이나 고혈압, 류마티스 관절염, 십이지장궤양, 종양 등에도 효과가 크다.

　현대 약리학 연구에 의하면 로얄제리는 단위 100g을 기준으로 했을 때 수분 함량이 평균 66%, 무기질 0.82%, 단백질 12.34%, 지방 5.46%, 환원성 물질 총량 12.49%, 알려지지 않은 물질 2.84%가 들어 있고, 그 구성은 유충의 성장기에 따라 달라진다.

　로얄제리에는 당질 다섯 가지가 들어 있는데 그 중 4가지는 과당, 포도당, 설탕, 리보스 등이다. 지방류 가운데도 특수 지방의 함유량이 상당히 높다. 특히 비타민도 풍부한데, 그 중에서 비타민 B_1의 함량이 안정돼 있다. 기타 비타민 B군은 날마다 비교적 큰 변화가 있다. 그리고 미량의 비타민 A 유리와 결합하는 비오틴, 풍부한 판토텐산, 엽산과 이노지트 등도 들어있다.

따라서 로얄제리는 인체의 저항력을 강화시키고 성장을 촉진하므로 내분비, 순환계통, 조혈기관 등에 모두 영향을 미치고, 항균·진통의 효과도 있다.

로얄제리의 약리실험에서 밝혀진 바에 의하면 로얄제리가 암세포의 성장을 강력하게 억제시키는 작용이 있어 암에 걸린 실험용 쥐의 수명을 1년 더 연장시킨 것으로 드러났다. 게다가 암세포의 발육에 대하여 퇴화성 변화 작용을 일으킨 것으로 밝혀지기도 했다.

☞이렇게 활용하세요!

▶ 체질이 허약한 종양 환자일 때
- 몸이 약한 암환자이거나 화학치료, 방사선치료를 받고 있는 암환자의 경우, 로얄제리를 매일 3회씩 복용하면 좋다.

▶ 일반 종양 환자일 때
- 매일 2회씩, 매회 5㎖의 로얄제리를 복용한다.

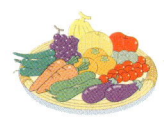 암을 예방하는
채소 · 과일류 35가지

신비의 과일 **무화과**

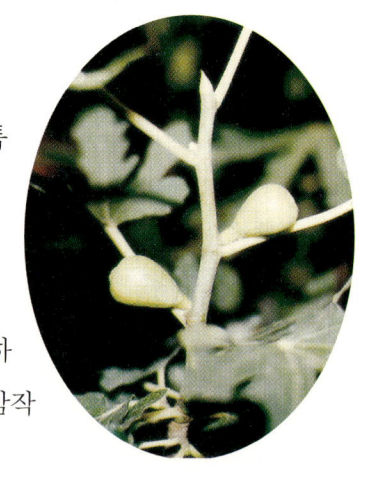

　신비의 과일 무화과는 그 맛만큼 독특한 효능이 있다. 그동안의 연구 결과에 의하면 맛이 단 무화과는 비장과 대장경에 그 작용을 하는 것으로 밝혀졌다. 즉 위장을 건강하게 하고 대장을 깨끗하게 한다. 또 부종을 내리고 해독과 항암작용을 하는 것으로 입증되었다.

　무화과 과실에는 포도당, 과당, 레몬산과 소량의 푸마르산, 호박산,

말론산, 피롤산, 초산, 사과산, 키니네산이 함유돼 있다. 식물성장 호르몬도 포함되어 있고, 건조시킨 열매와 익지 않은 열매, 또 줄기에서 나오는 우유 모양의 액즙에는 모두 항종양 성분이 들어있다.

특히 우윳빛 액즙에는 전분 당질화 효소, 에스테르 지방 효소, 단백질 효소 등도 함유돼 있다. 변비가 있을 때 식품성 배설제로 응용하면 좋다. 말린 열매의 추출물질을 활성탄, 아세톤으로 처리하여 얻어지는 물질은 항육종 작용이 있다고 한다.

덜 익은 과실 속에서 얻어지는 유즙은 실험용 쥐의 전이성 육종, 자발성 유방암을 억제하면서 종양을 괴사시킨다. 또 전이성 선암, 골수성 백혈병, 임파육종의 진행을 더디게 하면서 퇴화시키는 효능도 있다.

☞ 이렇게 활용하세요!

▶ **인후의 통증이 심할 때**
- 신선한 무화과를 말린 뒤 가루로 만들어 목안에 불어넣는다.

▶ **폐열로 인해 빚어진 목이 쉰 증상**
- 무화과 15g을 물로 달인 뒤 흑설탕을 조금 넣어 마신다.

▶ **치질·탈항증 변비일 때**
- 싱싱한 무화과를 날 것으로 먹든지, 건조된 것 10개와 돼지 창자 한 토막과 함께 물로 달여 복용한다.

▶ **설사가 오랫동안 멎지 않을 때**
- 무화과 5~7개를 물로 달여 복용한다.

▶ **종양환자**
- 신선한 무화과를 먹거나 무화과를 배합하여 만든 요리를 먹는다.

면역력 높이는 과일 바나나

바나나의 수많은 식품 효용은 널리 알려져 있다. 일본의 약학부 대학 교수가 행한 바나나의 백혈구 증식작용 조사 실험에서, 바나나 과즙을 접종한 쥐는 백혈구 속의 이물질 제거 성분(마이크로페이지, 매크로페이지, 림프구)의 수치가 증가하는 것이 밝혀졌다.

이들 성분은 암세포를 공격하기 위해 TNF(종양괴사인자)라는 물질을 만들어내는데 이 TNF가 많아질수록 암세포를 공격하는 힘도 강해지는 것이다.

바나나가 항암작용을 하는 것은 바로 암세포를 공격하는 TNF를 증식시키는 활성물질을 가지고 있기 때문이다.

가열하지 않고 하루 한 개씩 섭취하면 충분하다. 고칼로리 음식이므로 특정 항암제를 복용하고 있는 경우에는 고혈압이 될 가능성이 있으므로 치즈 등과 함께 바나나 섭취가 제한되기도 한다.

다이어트 식품의 대명사 율무

오늘날 비만환자의 살 빼기 주식으로 각광을 받고 있는 율무는 많은 효능을 가진 기능성 식품이다. 그 성질은 달고 싱거우면서 차지만 비장과 폐, 위장에서 좋은 작용을 하기 때문이다.

그동안의 연구 결과 밝혀진 율무의 주요 약효는 비장을 튼튼하게 하고 폐를 보하는 효능이 있는 것으로 나타났다. 또 몸의 습을 제거하고 몸의 열을 내리는 작용도 한다. 특히 율무는 항암작용을 하는 식품으로 관심을 모으고 있다.

율무는 주로 설사, 근맥과 근육의 경련, 팔다리를 제대로 펴고 오므릴 수 없는 증상에 널리 쓰이고 있다. 또 부종이나 각기병, 폐종양, 대장종양, 여성 대하증, 만성 장염, 폐결핵, 여드름 등의 증상 개선에도 도움이 된다.

현대 약리학 연구 결과 밝혀진 바에 의하면 단위 100g을 기준으로 했을 때 율무에는 단백질 16.2%, 지방 4.65%, 탄수화물 79.17%와 소량의 비타민 B_1이 함유돼 있는 것으로 밝혀졌다. 또 그 씨앗에는 여러 종류의 아미노산, Coixol, 코익세노리드, 무기질과 미량원소인 나트륨, 칼륨, 칼슘, 마그네슘, 철분, 망간, 아연, 코발트 등의 성분이 들어있다.

동물실험에서 율무가 암세포에 대해 성장을 저지하는 것과 손상시키는 작용이 있는 것으로 나타났다. 코익세노리드는 복수암의 성장을 억제할 수가 있음이 밝혀졌다. 또 율무의 성분에는 AFB[1]에 의한 돌연변이 작용에 뚜렷한 억제 효과가 있어 간암을 예방할 수 있는 것으로 밝혀졌다.

특히 율무를 가공한 뒤 추출한 점액질 액체는 변질이 안 되며, 실험 결과 여드름의 염증과 피부가 거칠어지는 증상에 대하여 두드러진 치료 효과가 있는 것으로 나타났다.

임상에서는 위암이나 자궁암, 유선암, 융모상피암에 많이 이용되며, 일본에서는 특히 위암에 1950년대부터 의이인(율무)을 이용한 처방으로 일정한 효능을 보았다는 기록이 있다.

중국에서는 율무에서 추출한 주사액으로 항암제를 만들었는데 실험 결과 기존 항암제에 비하여 부작용도 훨씬 개선되었고, 항암 효능 또한 떨어지지 않는 것으로 밝혀져 크게 각광받고 있다. 현재 이 항암제는 FDA 승인을 거쳐 미국으로의 수출을 눈앞에 두고 있다.

☞ 이렇게 활용하세요!

▶ **유방암일 때**
- 율무 15g에 청주 120㎖를 붓고 달여 그 즙이 60㎖ 정도 남게 한다. 이렇게 만든 것을 공복에 마시고 땀을 내면 된다.

▶ **위암 · 식도암 · 자궁경부암일 때**
- 찹쌀 현미 100g을 하룻밤 동안 물에 불린 뒤 깨끗이 씻어 물 1,500㎖를 붓고 불에 올려 끓인다. 여기에 율무 50g을 넣고 죽으로 끓여서 먹는다.

▶ **식도암 · 위암일 때**
- 율무 60g과 은행 12알에 물을 적당히 붓고 푹 끓인 뒤 설탕을 조금 넣어서 먹는다.

▶ **위암 · 자궁암일 때**
- 율무 30g과 마름(껍질째 썬다) 60~90g을 물로 진하게 달여서 매일 두 번으로 나누어 먹는다.

※ 주의사항

대변이 건조하고 변비가 있으며, 입안이 마를 때는 열을 내리고 대장을 윤택하게 하며 진액을 생성하는 약재 또는 식품을 함께 먹도록 한다. 율무로 만든 약재만 복용한다면 건조한 현상을 더욱 심화시키기 때문이다.

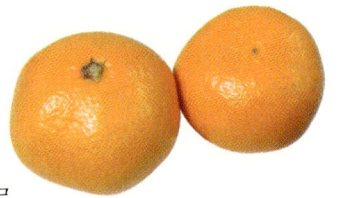

비타민 C 보고 감귤류

감귤류는 풍부한 항산화 비타민으로 암을 효과적으로 제어한다.

> 감귤류에 포함된 비타민 C는 탄 음식의 발암물질을 줄이는 데 효과적이다.

육류나 어류의 단백질을 가열하면 헤테로사이클릭아민과 벤조[a]피렌 등의 발암물질이 생긴다. 이때 레몬이나 감귤의 비타민 C가 필요하게 된다. 비타민 C에는 탄부분에 들어있는 발암 물질에 의해 생성되는 모종의 활성산소를 감소시키는 작용이 있다. 즉 탄 부분에 레몬

즙을 뿌려먹는 것으로도 암 예방을 할 수 있다.

굴에서 발견된 베타크립토잔틴이라는 성분은 카로티노이드라는 굴의 오렌지색 색소 성분에 들어 있다. 발암 촉진 물질에 베타크립토잔틴을 투여하고 암 발생이 어느 정도나 억제되는지를 조사하는 실험을 하였는데, 그 결과 베타크립토잔틴에는 발암 촉진 물질의 억제 효과가 베타카로틴의 5~6배나 되었다고 한다. 베타크립토잔틴의 항암작용은 베타카로틴과는 달리 암 발생을 촉진하는 물질을 억제하여 암 발생을 방지한다.

감귤류에는 또 리모노이드라는 발암 물질을 해독하는 성분이 있는데 상큼한 향을 내는 주인공이다. 유자 등의 과피에 다량으로 함유된 방향 성분인 오랍텐도 역시 항암작용을 갖고 있다. 그 밖에 감귤류에는 페놀이라는 항암물질도 함유되어 있다. 이들의 항암물질이 복합적으로 작용하면서 암을 예방한다.

진초록 영양제 참다래(키위)

진초록에 까만 씨가 쏙쏙 박혀있는 키위는 특유의 맛으로 세계인의 입맛을 사로잡은 과일이다. 이러한 키위 또한 항암식품의 분류에서 빼놓을 수 없는 식품인데, 그 성질은 냉하고 맛은 달면서 약간 쓰다. 주로 비장과 위장에서 작용을 한다. 키위

1개 당 비타민 C 함유량은 약 80㎎으로 상당히 높다. 비타민 C는 암 예방에 가장 중요한 물질이다.

열을 내리고 갈증을 멎게 하는 효과가 있는 이 과일은 특히 뛰어난 항암작용을 보인다. 따라서 키위는 주로 답답한 열병과 당뇨병, 황달, 요로결석, 치질 등에 효과가 있고 각종 암에도 예방, 치료하는 효과가 있다.

현대 약리학 연구에 의하면 키위는 '참다래' 라고 불리는 것이 맞다. 이 열매에는 당질, 비타민, 유기산 등이 풍부하게 함유돼 있다. 실제로 과육 100g당 당질 11g, 단백질 1.6g, 지방류 0.3g, 항괴혈산 300mg, 비타민 B₁ 0.007mg, 유황 25.5mg, 인 42.2mg, 염소 26.1mg, 나트륨 3.3mg, 칼륨 320mg, 마그네슘 19.7mg, 칼슘 56.1mg, 철분 1.6mg, 류카로틴 0.035mg, 그리고 키위 알칼로이드도 들어있다.

특히 키위에는 비타민 C가 풍부하게 함유되어 있어 뛰어난 항암효과를 나타내게 된다. 실험 연구에 의하면 키위즙은 아질산의 합성을 억제하기 때문에 위암을 예방하는 작용이 있는 것으로 드러났다. 또 최근의 약리학 연구에 따르면 키위 뿌리의 추출물을 실험용 쥐의 복강을 통하여 투여한 결과 육종과 자궁경부암에 대해 비교적 강한 억제작용이 있는 것으로 밝혀지기도 했다.

식이섬유는 발암물질을 흡착하여 체외로 배출시키거나 유해균의 증식을 억제하는 작용도 있어 대장암 예방에 효과가 있다. 키위에는 식이섬유의 양이 많다. 그밖에 탄닌의 함유량이 많은 것도 특징이다. 탄닌은 폴리페놀의 일종으로 최근 항암작용이 있다고 해서 주목받고 있는 물질이기도 하다.

👉 **이렇게 활용하세요!**

▶ **식욕부진이나 소화불량일 때**
- 말린 키위 100g을 물로 달여 복용한다.

▶ **비강암 · 폐암 · 유방암일 때**
- 이들 암으로 방사선 치료를 받은 뒤, 열이 나면서 목이 건조하면 물 대신 키위 싱싱한 것 30~60g을 즙으로 내서 마시거나 껍질을 벗긴 뒤 먹는다.
- 매일 3~4회씩 먹으면 몸의 진액을 생성하여 갈증을 멎게 하고 입맛이 돌아오게 하는 작용이 있다.

▶ **방광암 환자일 때**
- 방광암 환자이면서 소변의 양이 적고 색깔이 붉으며 소변을 볼 때 뻣뻣한 통증이 느껴지거나 자궁경부암 환자가 방사선 치료를 받은 뒤 소변이 잦고 참을 수가 없으며, 통증이 있을 때 수시로 싱싱한 키위 100g을 먹거나 키위에 물을 붓고 달여서 그 물을 마시면 된다. 매일 1,500㎖~2,000㎖ 정도 마시면 이뇨효과가 커 암 치료에 도움이 된다.

▶ **위암일 때**
- 싱싱한 키위 50~100g에 물을 붓고 진하게 달인 뒤 생강즙 몇 방울을 섞어서 천천히 마신다. 하루 3회 정도 복용한다.

▶ **비강암 · 위암일 때**
- 키위 뿌리 120g에 돼지살코기 60g을 넣어서 끓여 먹는다.

▶ **식도암 · 위암일 때**
- 키위 뿌리를 물로 진하게 달인 뒤 지속적으로 마시면 효과가 있다.

빨간 영양제 토마토

서양의 민간요법에는 토마토가 소
화불량, 간장 및 신장질환, 변비에 좋다
고 되어 있다. 고혈압에도 좋고 또 암과 충
수염(맹장염)을 예방하는 효능이 있다고 한다. 토마토에는 비타민 A,
C가 많고 황색 색소인 카로틴과 붉은색 색소인 리코펜이 있는데 베타
카로틴은 항암작용을 하고 리코펜은 위속에서 소화를 촉진시키며 산
성식품을 중화시키는 작용을 한다. 특히 토마토 속의 루틴(rutin)은
혈관을 튼튼히 하고 혈압을 내리는 역할을 한다.

> 따라서 토마토는 위암, 자궁경부암, 췌장암, 폐암, 전립선암 등에
> 좋은 효과가 있는 베스트 항암식품이다.

신이 내린 식품 죽순

봄비가 내리고 나면 여기저
기서 불쑥불쑥 고개를 내미는 죽순은 뛰어난 영양을 지닌 고급식품이
다. 암을 예방하고 치료하는 데도 효과가 있어 그야말로 신이 내린 항

암식품으로 통한다.

그 성질은 약간 냉하고 맛은 단맛이 나며 주로 심장과 폐, 담, 위장에서 작용을 한다. 주요 약효는 몸의 열을 없애고 답답한 것을 맑히는 효능이 있다. 또 몸의 진액을 생성하고 이뇨작용과 항암작용을 한다.

따라서 죽순은 열병에 의한 답답증과 갈증을 다스리고 소아 경기나 토혈에도 효과가 있다. 또 소변의 양이 적은 증상을 개선하고 부종과 복수 치료에도 도움이 된다. 특히 당뇨병이나 급성 신장염은 물론 각종 종양의 예방과 치료에도 효과가 있다.

현대 약리학 연구에 의하면 죽순에는 단백질, 아미노산, 지방, 당질, 칼슘, 인, 철분, 카로틴, 비타민 B_1, B_2, C 등이 함유돼 있는 것으로 밝혀졌다.

특히 건조시킨 죽순에서 추출한 물질이 세포의 돌연변이를 억제하는 작용이 있는 것으로 드러나면서 죽순의 항암효과에 관심이 모아지고 있다.

그동안의 연구 결과 밝혀진 바에 의하면 대나무의 다당체는 암을 치료하는 효능이 있다고 한다. 이는 아마도 대나무의 항암작용에 의한 것으로 그 물질이 암세포가 분비하는 독성물질을 해독시키는 작용이 있기 때문인 것으로 추측되고 있다. 대나무는 또한 간장 효소의 활성화를 촉진시키는 것으로 알려져 있어 각종 독성에 의해 암이 유발되는 것을 예방하는 효과가 있다.

140

▶ 각종 종양환자일 때

- 죽순으로 만든 요리를 많이 먹거나 건조시킨 죽순 30g을 물로 달여 그 즙을 마시고 죽순을 먹는다.

▶ 오랜 설사 · 탈항증일 때

- 싱싱한 죽순으로 죽을 끓여 먹으면 효과가 있다.

▶ 각종 암일 때

- 연한 대나무 잎 15g을 물로 달여 마신다.

핵시대의 최고 음료 녹 차

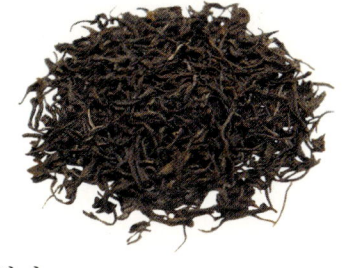

이 시대 최고의 건강식품으로 떠오른 녹차는 그 성질이 차고 맛은 약간 쓰면서 달다. 주로 심장과 폐, 위장에서 작용한다.

주요 약효는 머리를 맑게 하고 갈증을 풀어주며, 가래를 삭이는 효능이 있다. 또 소화를 촉진하고 이뇨작용과 해독작용, 항암, 항균작용, 지혈 수치를 낮추는 작용을 한다. 특히 항방사선 작용이 있다.

따라서 녹차는 주로 두통이나 현기증, 잠이 많고 가슴 속이 답답하며 갈증이 나는 증상에 효과가 있다. 또 식체와 담체증, 이질 등을 다스리고 고지혈증이나 만성 신장염, 만성 신기능 쇠약, 요로 감염, 방사선 물질에 의한 손상 등에 적용된다. 특히 각종 암을 예방하고 개선하는 데 도움이 되는 식품 중의 하나이다.

현대 약리학 연구에 의하면 녹차에는 퓨린류의 알칼로이드가 들어 있는데 카페인이 위주로 돼 있으며 함량은 약 1~5% 정도 되는 것으로 알려져 있다. 또 미량의 코카인 등도 함유돼 있다.

이외에도 녹차에는 많은 물질이 함유돼 있는 데 카로틴, 비타민 D, 비타민 E와 비타민 K, 비타민 $B_1 \cdot B_2$, 알칼로이드, 이노지트 등이 들어있다. 특히 비타민 P, 비타민 C가 풍부하게 함유돼 있는 것으로 밝혀졌다.

녹차에는 또 단백질과 여러 종류의 아미노산, 탄수화물, 무기질, 인, 칼륨, 칼슘, 마그네슘, 나트륨 등이 들어있다. 그 중에서 칼륨의 함량이 총 무기질의 50%를 차지한다. 불소는 10~15mg이고 이밖에 아연, 카듐 등도 들어있다.

이렇듯 다양한 성분을 함유하고 있는 녹차는 우리 인체에 대해 광범위한 작용을 하는 데 이를 요약하면 다음과 같다.

• 중추신경계통에 작용한다

녹차 속의 카페인은 고급 신경중추를 자극하여 정신을 흥분시키고 사고력을 활성화시킨다. 녹차 속의 디오필린은 근육 속의 산성물질을 중화시키고 피로를 해소하며 정신을 맑게 하는 작용도 있다. 그러나 과다하게 차를 마시면 불면증, 가슴 두근거림, 두통, 귀울림, 현기증

등의 증상이 나타날 수 있으므
로 하루 6잔 이상은 마시지 않
도록 한다.

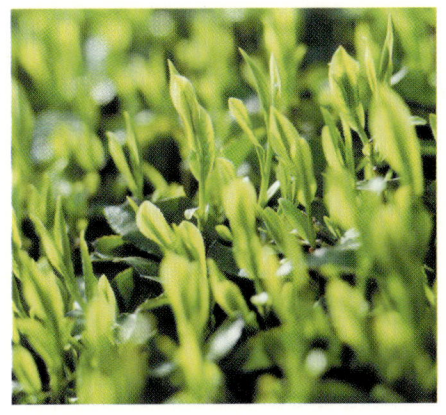

• 순환계통, 호흡계통, 혈액
  계통에 좋은 작용을 하며
  항균·해독작용도 있다

생물 알칼로이드 등 독성물
질을 잘못 먹었을 때는 진한 녹차를 먹으면 녹차 속의 탄닌이 독성물
질과 결합하는 작용이 있어 독성물질의 흡수를 지연시키거나 감소시
키게 된다.

• 항암작용을 한다

녹차 속에는 돌연변이를 일으키는 변이원과 암세포를 억제시키는
성분이 들어있다. 따라서 식도암이나 위암 환자가 진한 녹차를 마시
면 시원한 느낌이 들고 음식이 쉽게 내려가게 하면서 증상을 다소 완
화시킨다. 또한 녹차는 간암을 일으키는 황곡 곰팡이 독소의 작용을
억제시키는 데 뚜렷한 효능이 있는 것으로 밝혀졌다. 녹차에는 발암
물질을 90% 이상 차단하는 능력이 있어 암의 예방과 치료에 많은 기
대가 모아지고 있는 식품 중 하나다.

그 뿐만 아니라 녹차에는 또 항방사선의 작용도 있다. 2차 대전이
끝날 무렵 일본 히로시마에 원자탄이 투하된 뒤 녹차를 장기간 마신

사람의 생존율이 높았다. 그래서 녹차는 원자, 즉 핵시대의 음료로 불리게 된 것이다. 동물실험에서 녹차 잎으로 만든 제제는 항방사선 손상과 백혈구 수치를 올라가게 하는 작용이 있는 것으로 밝혀졌다. 그리고 종양으로 방사선 치료를 받는 사람에게 녹차 제제를 투여하면 방사선 치료에 의해 유발된 부작용을 줄였고, 백혈구 수치가 내려가는 폭을 감소시켰다.

기타 작용으로는 진액을 생성하여 갈증을 해소하며, 더위를 식히고 체온을 내린다. 또 긴장된 근육을 풀어주고 이질, 설사를 치료하기도 한다. 각종 경련을 해소하고 통증을 멎게 하며 천식을 그치게 하고 노화를 완화시키는 효과도 있다.

채소의 왕 무

채소의 왕으로 불리는 무는 그 성질이 차고 맛은 매우면서 단맛이 난다. 주로 폐와 위장에서 작용한다.

주요 약효는 체증을 내리고 담의 열을 해소하며 기를 내리는 작용을 한다. 특히 해독과 뛰어난 항암작용을 한다.

따라서 무는 주로 식체로 인해 헛배가 부르고 더부룩한 증상을 개선하는 효과가 있다. 또 기침과 가래를 삭이고 목이 쉰 증상, 토혈, 잇몸 출혈, 갈증 해소, 이질, 편두통 등의 두통이나 각종 종양에 응용하면 좋은 효과를 나타낸다.

현대 약리학 연구에 의하면 무에 들어있는 당질은 주로 포도당, 과당 등인 것으로 밝혀졌다. 그리고 여러 가지의 성분과 아미노산이 들어있으며, 비타민 C는 약 20mg이나 되는 것으로 나타났다. 또한 초산이 없기 때문에 질 좋은 칼슘 공급원이 된다. 망간은 0.41mg이 함유돼 있기도 하다.

무의 추출물은 항균작용이 있으며, 무를 찧어서 즙을 내어 마시면 담석증의 형성을 방지할 수가 있어 담석증의 예방과 치료에 응용하면 좋다.

최근에 발견된 자료에 의하면 당근과 무에는 모두 뛰어난 항암작용이 있다고 한다. 특히 흡연자의 폐암 발생을 감소시키므로 흡연자는 가능한 한 많이 섭취하는 것이 좋다.

☞ 이렇게 활용하세요!

▶ 각종 암을 예방하려면
-무를 찧어서 벌꿀과 함께 버무려 씹어서 먹는다.

▶ 급·만성 기관지염 기침일 때
- 무를 껍질째 얇게 썰어서 그릇에 담는다. 그 위에 물엿 2~3스푼을 얹어서 하룻밤 정도 두면 곧 무의 단물이 나오는 데 이것을 늘 마신다.

▶ 종양 환자나 폐암 환자인 경우
- 생무를 많이 먹거나 무로 만든 요리와 반찬을 많이 먹도록 한다.

새콤달콤 맛있는 **딸기**

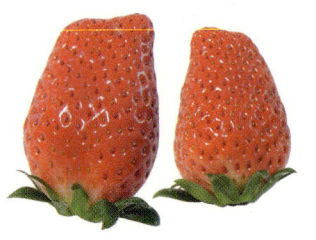

  새콤달콤한 맛이 입맛을 사로잡는
딸기는 그야말로 '비타민 C환'이라 할
수 있다. 하루 3~4개 정도로도 우리 인체가 필요로 하는 비타민 C를
충분히 공급할 수 있기 때문이다.

> 이렇듯 딸기에 풍부한 비타민 C는 체내에서 인터페론을 생성시켜
> 인체의 면역력을 증강시키는 작용을 한다. 뿐만 아니라 암세포를
> 박멸시키는 매크로페이지의 능력도 강화시켜 암을 예방하는 데
> 효과적이다.

  특히 암의 발생과 아주 밀접한 세포의 산화를 방지하는 데도 비타
민 C 등의 항산화 비타민이 아주 중요한 역할을 한다. 이들은 유전자
와 세포를 대신하여 자신이 직접 산화됨으로써 활성산소로부터 우리
몸을 지켜주고, 암 발생을 예방한다. 따라서 항산화 비타민을 충분히
섭취하면 암을 예방할 수 있는 것이다.

과일의 왕 사과

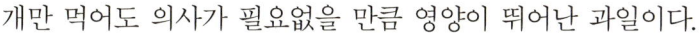

아삭아삭 씹히는 맛이 입안 가
득 침이 고이게 하는 사과는 하루 한
개만 먹어도 의사가 필요없을 만큼 영양이 뛰어난 과일이다.

사과의 주요 성분은 포도당, 과당, 사과산, 구연산, 비타민 C, 그리
고 식물성 섬유인 펙틴이다.

이들 성분들로 인해 사과는 암환자들에게 우수한 과일 중 하나로
꼽힌다. 특히 사과의 빼놓을 수 없는 우수한 점의 하나는 다량 함유되
어 있는 펙틴 성분이다. 펙틴은 수용성인 식물성 섬유로서 수분을 흡
수하여 팽창하고 점성을 띤다.

이러한 펙틴의 작용은 부드러운 변을 보게 하고, 대장에서 독성 가
스들이 생성되는 것을 막는 역할을 한다.

그렇기 때문에 혈액을 맑게 하여 각종 암, 특히 간암, 유방암, 대장
암 예방에 효과적이다.

독특한 맛이 일품 아보카도

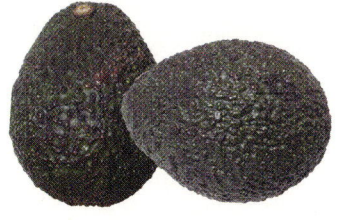

아보카도에는 지방분이 많지만 많은 양의 비타민 E를 함유하고 있

다. 아보카도가 항암식품이라고 일컬어지는 이유가 바로 여기에 있다. 아보카도에는 활성산소로부터 유전자 손상이나 세포산화를 방지하는 항산화 비타민 E 뿐만이 아니라 비타민 C와 베타카로틴도 함유되어 있다. 또한 방향성분인 터핀, 페놀 등과 같은 항산화물질이 함유되어 있다는 것도 밝혀져 항암식품으로서의 기대가 높아지고 있다.

아보카도는 지질뿐만이 아니라 양질의 단백질도 다량 함유하고 있으며, 인체 내에서 합성되지 않는 필수 아미노산 중 트립토판이나 리신, 메티오닌 등이 함유되어 있다. 따라서 아보카도는 항암식품으로서 뿐만 아니라 성장기 어린이에게도 아주 좋은 식품이다.

항암식품의 대명사 브로콜리

미국 타임지가 선정한 '암을 예방하는 베스트 식품 10'에는 토마토, 시금치, 적포도주, 견과류, 마늘, 녹차, 연어, 가지, 보리 그리고 브로콜리가 꼽혔다.

이렇듯 식용 가치에서 뛰어난 효능을 인정받은 브로콜리는 양배추의 사촌쯤 되는 채소로 지중해 연안이 원산지이다.

일명 꽃양배추라 하여 큰 꽃봉오리와 줄기를 식용으로 한다. 비타민 C가 레몬의 2배나 들어있고, 카로틴이나 철분도 풍부하여 영양가가 높은 대표적인 식품으로 알려져 있다.

그러나 무엇보다도 브로콜리를 높이 평가하는 이유는 뛰어난 항암 작용 때문이다.

브로콜리의 항암작용을 높이는 성분은 여러 가지가 있으나 그 중 설포라페인이라는 성분이 주목받고 있다. 이는 헬리코박터균을 억제해 위암을 예방하는 효과를 가지고 있는 것으로 알려져 있다.

그 뿐만이 아니다. 브로콜리의 다른 성분들은 자궁경부암을 유발하는 파필로마 바이러스에 대해서도 항 바이러스 작용이 있는 것으로 밝혀졌다.

특히 브로콜리에는 식이섬유 또한 풍부해 장 속의 유해물질을 흡착해 배변으로 배출시키므로 그야말로 암 예방의 히어로라 할 수 있다.

또 하나 주목해야 될 것은 브로콜리를 많이 먹으면 늙지도 않는다는 것이다. 우리 몸이 산화될수록 우리는 빠른 노화와 암을 걱정해야 한다.

그러나 브로콜리를 많이 섭취하면 이런 걱정을 조금은 덜 수 있다. 브로콜리에는 비타민 C와 베타카로틴이 풍부하게 함유돼 있어 산화를 막는 항산화작용이 있기 때문이다.

브로콜리에 들어있는 비타민 C는 우리 몸의 최대 활력소가 된다. 레몬의 2배, 감자의 7배로 야채 중 단연 으뜸이다. 그렇기 때문에 하루 서너 쪽만 먹어도 피로쯤은 말끔히 해소된다.

특히 비타민 C는 우리 몸에 생기는 여러 발암물질, 산화물질을 없애주기 때문에 비타민 C가 풍부한 브로콜리는 그야말로 최고의 항암 식품이 되는 것이다.

아삭아삭 맛있는 아스파라거스

　신선하고 상큼한 맛으로 입맛을 사로잡는 아스파라거스는 그 성질이 약간 따뜻하고 맛은 쓰면서 달다. 주로 폐와 신경에서 작용을 한다.

　주요 약효는 폐기능을 좋게 하고 기침을 멎게 하는 것이다. 또 가래를 삭이고 기생충을 죽이며, 항암과 혈압을 내리고 이뇨효과도 크다. 따라서 아스파라거스는 주로 폐렴이나 기관지염, 장내 기생충병, 고혈압, 암, 방광염, 피로 등에 쓰면 좋은 효과가 있다.

　현대 약리학 연구에 의하면 아스파라거스의 뿌리, 줄기, 잎, 꽃, 과피, 씨앗에는 모두 프로게스테론류 화합물이 들어있는 것으로 밝혀졌다. 그 뿐만 아니라, 아스파라거스는 이뇨작용과 혈압을 내리는 작용, 그리고 말초혈관 확장작용, 심장 수축력 증강작용, 심율을 안정시키는 작용, 소변량을 증가시키는 작용 등도 있는 것으로 나타났다. 또한 간 기능을 개선하는 능력도 뛰어난 것으로 드러났다.

　한 연구 보고에 따르면 아스파라거스에는 특별히 풍부한 조직 단백의 물질이 있고, 풍부한 엽산과 핵산이 들어있다고 한다.

> 과학자들은 아스파라거스의 암 치료 작용은 조직 단백이 세포의
> 성장을 정상화 시키는 데 있다고 했다.

아스파라거스의 암 치료에 노력하고 있는 국제 암병 협회지에 따르면 60명 환자가 아스파라거스 치료를 받은 뒤 건강을 되찾았다고 했다. 환자는 일반적으로 2~4주 사이에 호전되는 것을 느끼게 된다는 것이다. 이렇듯 아스파라거스는 많은 연구에서 각종 암 치료에 효과적이라는 사실이 입증되고 있다. 그 가운데 특히 방광암 환자의 치료 사례가 관심을 끈다. 방광암으로 방사선 치료를 받았지만 효과가 없었는데 아스파라거스를 먹은 지 3개월 정도 지난 뒤 병원에 가서 검사를 해보니 방광암 덩어리가 이미 사라졌다는 판정을 받았고, 신장도 정상적이라는 믿지 못할 사례가 보고돼 있기 때문이다.

미국의 한 학자는 최근 아스파라거스에는 암세포의 확산을 방지하는 기능도 있어 방광암, 피부암과 신장 결석 등에 독특한 치료 효과가 있다는 사실을 발표했다.

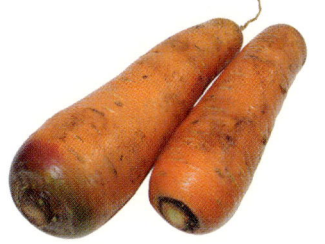

채소의 왕자 당근

미나리과 식물인 당근은 한약재로도

이용된다. 당근은 위장에 뭉쳐있는 나쁜 기운을 내려주는 효능을 한다.

미국 암연구소의 연구에 의하면 당근을 먹는 사람과 안 먹는 사람을 비교할 때 당근을 먹는 사람들이 암 발생 위험도가 40%나 적다고 한다. 동물실험을 통해서도 당근의 엽산 성분에는 종양을 억제하는 작용이 있는 것으로 밝혀졌다. 또한 당근의 리그린 성분은 인체의 면역력을 2~3배 증강시켜 줄 수 있다고 하니 간접적으로 암세포를 억제하는 효과가 증명된 것이다. 다른 암에도 마찬가지이지만 특히 백혈병 환자에게 당근 생즙은 적극 권장할 만하다.

야채 중에서 당근은 베타카로틴의 양이 가장 풍부하다. 카로틴은 녹황색 채소나 과일에 풍부하게 들어있는 황색, 오렌지색, 적색 등 선명한 천연 색소의 총칭이다. 카로틴은 사람에게 섭취된 뒤 비타민 A로 전환된다. 카로틴은 지용성 물질로 식용기름으로 요리하면 비타민 A의 흡수율을 높일 수 있다.

이러한 카로틴은 암 발생과 진행을 억제하는 작용이 있다. 체내에 활성 산소가 과도하게 증가하면 세포가 산화되고 손상당해 암이 발생하게 된다. 카로틴에는 이 활성산소를 억제하여 세포의 손상을 방지하는 작용(항산화작용)이 있다.

당근에는 다양한 종류의 카로틴이 들어있는데 특히 베타카로틴과 알파카로틴이 풍부하다. 관찰 연구에 의하면 음식물에 카로틴 함유량이 많은 경우 폐암의 위험성이 줄어든다고 한다.

당근에는 베타카로틴 이외에도 다양한 성분이 함유되어 있다. 이 중 독특한 향과 쓴맛을 내는 성분이 터핀(terpene)이다. 이 물질은 발암물질을 해독하거나 발암 유전자의 작용을 억제하는 등의 작용을 한다는 것이 최근의 연구로 밝혀졌다.

속이 꽉 찬 영양 양배추

보통 녹황색 채소만 강조되지만, 속이 꽉 차서 무거운 양배추 등의 담색채소에도 탁월한 암 예방 효과가 있다.

양배추에는 각종 비타민류와 칼슘, 철 등 다양한 영양분이 풍부하게 함유돼 있기 때문이다. 특히 잎의 녹색 부분에는 비타민 A가 풍부하고 흰부분에는 비타민 B와 C가 많다.

이러한 양배추는 위궤양이나 십이지장궤양의 예방과 치료에 효과적인 식품이다. 이것은 위나 십이지장의 점막을 보호하여 재생을 돕는 비타민 U와 K가 함유되어 있기 때문이다.

특히 비타민 U는 점막의 회복을 촉진하는 효과가 있고, 비타민 K에는 궤양으로 인한 출혈을 막아주는 효과가 있다. 또 각종 효소를 함유하고 있어 위장장애를 효과적으로 개선하는 약효가 뛰어나다.

그 뿐만이 아니다. 혈액을 맑게 하고 몸의 저항력을 높일 뿐만 아니라 체내 독성분을 제거하므로 기미, 부스럼 등의 피부병에 좋고, 철분 등의 조혈성분으로 빈혈증에도 좋다.

식물성 섬유질이 많은 양배추는 또 변비 예방과 현대인의 산성체질을 바꾸는 데도 효과적이고, 인돌 화합물이 들어있어 암 예방 효과도 뛰어난 채소라 할 수 있다.

특히 일본 데이꼬우대학 약학부의 실험에 의하면 양배추 등의 담색채소즙에는 백혈구의 작용을 활성화시켜 종양 괴사 인자인 TNF의 분비를 촉진시키는 것으로 밝혀지기도 했다.

노란 영양제 호 박

못 생겼다고 천대받던 호박이 이 시대 최고의 건강식품으로 떠올랐다. 실제로 호박은 그야말로 황금 영양덩어리라 할 수 있다.

각종 비타민과 미네랄, 식이섬유 등 우리 몸에 꼭 필요하고 특히 암을 예방하고 치료하는 데 도움이 되는 다양한 영양소가 풍부하게 함유돼 있기 때문이다.

일례로 애호박이나 둥근 풋호박처럼 녹색을 띠고 껍질이 연한 호박은 비타민 A, C, B_1, B_2가 풍부하다. 또 누렇게 늙은 호박, 혹은 단호

박처럼 껍질이 단단하고 과육이 주황색을 띠고 있는 것은 당분과 천연색소인 카로티노이드 중 베타카로틴이 많아 체내에서 비타민 A로 전환돼 각종 암의 예방과 치료에 효과적이다.

폐암, 위암, 방광암, 후두암, 전립선암의 위험을 줄이는 효과가 뛰어난 것으로 알려져 있다.

그래서 흔히들 호박을 '노란 항암제' 라 부르기도 한다.

뽀빠이의 힘 시금치

녹색채소의 대명사 시금치는 한마디로 비타민의 왕이다. 시금치에는 비타민 A, 비타민 B군, 비타민 C, 비타민 E는 물론 식이섬유가 풍부하게 함유돼 있기 때문이다.

특히 철분과 칼슘, 미네랄도 풍부하게 함유돼 있어 그야말로 영양의 보고라 할 수 있다.

그런 탓에 시금치는 아주 특별한 약리작용을 나타낸다.

모든 채소 중에서 비타민 A의 함유량이 뛰어나게 많이 함유돼 있는 시금치는 시력을 좋게 하고 피부를 윤택하게 해서 각종 병균의 침입을 막는 작용을 한다.

특히 비타민 A는 폐암과 유방암, 식도암, 위암, 대장암 등 각종 암을 예방하는 데 효과가 있다.

시금치는 또한 태양광선 에너지의 응집체인 엽록소가 풍부하게 함유돼 있기도 하다.

이러한 엽록소는 살균과 소염, 상처와 궤양을 치료하는 효능이 있다. 실제로 일본 도쿄 의과대학에서 실시한 임상 실험 결과 엽산과 비타민 B_{12}의 복합 투여가 폐암 억제에 효과가 있다는 사실이 밝혀지기도 했다.

따라서 시금치를 먹을 때는 비타민 B_{12}가 풍부한 식품과 함께 먹는 것이 좋다. 일반적으로 비타민 B_{12}는 육류의 간이나 등푸른 생선, 조개류 등에 많이 들어있다.

또 한 가지, 주목할 것은 시금치를 포함한 녹황색 채소는 유전자가 손상되는 것을 방지하는 효능도 있다는 사실을 명심하자.

못 생겨도 맛은 최고! 고구마 · 감자

울퉁불퉁 못 생겨도 맛은 좋은 고구마와 감자는 못 살던 시절 우리의 끼니를 대신한 적도 많았다. 이러한 고구마와 감자는 항암효과가 뛰어난 근채류이다.

실제로 고구마와 감자에는 암세포를 정상세포로 환원시키는 뛰어난 암 억제 효과가 있는 것으로 밝혀졌다.

고구마와 감자에는 식이섬유를 비롯하여 비타민 C, 비타민 B_1, B_2, 칼슘, 인, 철분, 그리고 베타카로틴이 풍부하게 함유돼 있는 것으로 알려져 있기 때문이다.

이들 성분이 강력한 항산화작용을 발휘하여 인체 세포의 산화를 방지하고 세포의 암화를 예방하는 효과를 나타낸다.

특히 고구마와 감자에는 식이섬유가 풍부하게 함유돼 있어 대장암을 예방하는 데도 효과가 있다.

한 가지 더! 감자에는 세포의 돌연변이를 예방하는 클로로겐산(폴리페놀의 일종)이 들어있는데, 이 성분은 암의 제 1단계인 유전자의 돌연변이를 억제하는 효과가 있어 일명 '0기 암'의 발생을 차단하는 효과가 있다고 할 수 있다.

아삭아삭 신선한 맛 신선초

녹즙으로 많이 활용되는 신선초는 미나리과의 맛있는 나물이다. 강한 생명력을 가지고 있어 오늘 순을 따면 내일 다시 순이 나올 정도라 하여 명일엽이라고 부르기도 한다.

이러한 신선초는 우리 몸에 좋은 성분들이 균형있게 함유돼 있는 건강채소라 할 수 있다. 신선초에는 비타민 A, B$_{12}$, C, D가 골고루 들어있다. 그 뿐 아니다. 유기 게르마늄, 칼슘, 철, 엽산 등 각종 미네랄 성분은 물론 유기산 성분, 플라보노이드류, 엽록소, 사포닌 등 다양한 성분이 함유돼 있어 그야말로 영양의 보고라 할 수 있다.

이들 성분들은 우리 몸의 혈액정화를 돕고, 노폐물을 체외로 배출시키며, 산성화된 피를 건강한 약알칼리성으로 회복시켜 주는 효과가 있다.

특히 신선초는 뛰어난 항암효과를 지닌 채소라 할 수 있다. 신선초에 들어있는 유기 게르마늄이나 플라보노이드 성분은 암세포의 성장을 억제하고, 암세포의 증식을 차단하는 효능이 있기 때문이다.

비타민 A, B, C와 섬유질, 엽록소 등의 영양성분들도 인체 영양을 균형있게 해주고 각각의 세포를 활성화시켜 암세포가 생길 수 있는 여건을 없애주는 역할을 한다.

이러한 신선초는 특히 폐암이나 간암 등과 같이 조기에 발견하기 어렵고 치료가 까다로운 암을 억제하는 데 좋은 효과가 있다.

☞ 이렇게 활용하세요!

· 길이가 1m 이상인 신선한 신선초를 구한다.

158

자연의 선물 알로에

알로에는 폭넓은 효능으로 인해 일명 '약 선인장'이라고 불린다. 화상 등의 외용약에서 변비약에 이르기까지 그 약효가 무척 광범위하기 때문이다.

그 중에서도 특히 세균을 죽이는 작용과 세균이 일으킨 독소를 중화하는 작용이 있다는 것은 주목할 만한 사실이다.

즉 알로에의 유효성분인 알로에틴, 알로미틴이 단순하게 세균의 발육을 저지하는 것뿐만 아니라 세균을 죽이는 기능과 세균이 내뿜는 독소를 중화하는 작용이 있다는 것이다.

알로에의 이들 유효성분으로 인해 알로에 또한 항암식물의 대열에 속한다.

그동안의 연구 결과 밝혀진 바에 의하면 알로미틴은 원래 강력한 항균작용이 있어 화상 등의 외상에 유효한 성분으로 알려져 왔으나 최근들어 항암작용이 있다는 것도 밝혀졌기 때문이다.

특히 알로에의 과육 외피에는 비타민 C와 비타민 E도 함유돼 있어 활성산소의 해로부터 세포나 유전자를 보호하여 암을 예방하는 효과가 있기도 하다.

천연 정력제 부추

톡 쏘는 맛이 일품인 부추는 예로부터 천연 정력제로 알려져 있다. 양기를 북돋아주는 효능이 뛰어난 식품이기 때문이다. 그래서 수양하는 사람들은 먹지 못하게 했을 정도다.

이러한 부추는 마늘과 동일한 방향성분으로 강력한 암 예방 효과를 발휘한다. 그 비밀은 부추의 독특한 향미를 내는 성분에 들어있다. 이 냄새 성분은 유황화합물의 일종인 황화아릴 때문인데, 이 성분이 항산화작용과 발암물질의 독성을 제거하는 역할을 한다.

따라서 세포가 암으로 전이되는 것을 막아주어 암 발생을 억제하는 작용을 하게 되는 것이다. 특히 위암, 대장암, 폐암, 간암 등의 억제 효과가 뛰어난 것으로 알려져 있다.

부추에는 또한 베타카로틴, 클로로필, 비타민 B_1, B_2, C, E 등도 많이 함유돼 있어 비타민의 보고라 할 수 있다. 특히 칼륨, 칼슘, 셀레늄 같은 무기질도 풍부해 강력한 항암 효과를 나타낸다.

톡 쏘는 맛 파·양파

향이 있는 야채인 파와 양파
는 예로부터 귀중하게 여겨온 약
용 채소이다.

그 효능의 비밀은 톡 쏘는 향성분에 있다.

양파나 파를 자르면 톡 쏘는 냄새가 나고 눈에 스며
따갑고, 눈물이 난다. 이러한 향과 눈물을 자아내는 성
분이 강한 항산화력을 갖는 유황화합물인 황화프로필이
다. 그런데 문제는 이 성분이 최근 발암 억제물질로서 주목을 받고
있다는 데 있다.

일반적으로 암은 발암물질이나 활성산소 등의 영향으로 세포가 산
화되어 암세포가 생성되면 이 암세포가 서서히 증식해서 발생한다.

그런데 유황화합물은 이러한 암 발생을 도중에서 저지하는 작용이
있는 것으로 알려져 있다. 발암물질의 독을 제거하는 작용과 활성산
소를 제거하는 항산화작용이 있기 때문이다. 이들 작용이 복합적으로
작용해 암세포의 생성을 예방하고 암세포의 증식을 억제하는 효과를
나타내는 것이다.

또 한 가지 주목할 것은 파의 녹색 부분에는 베타카로틴과 비타민
C가 비교적 풍부하게 함유돼 있다는 점이다.

이들 성분 또한 항산화 능력이 탁월한 물질로 암의 발생을 촉진하

는 활성산소 제거 작용과 발암물질을 무독화하는 효과를 나타낸다.

파에 들어있는 셀레늄 또한 좋은 항산화제이다. 셀레늄의 섭취량이 적은 사람은 대체로 암 사망률이 높다고 보고되어 있다.

특히 양파의 색소성분인 퀘루세틴에도 항산화작용이 있어 동맥경화를 예방하고, 지방흡수를 억제하며 뛰어난 항암효과를 나타내는 것으로 알려져 있다.

> 따라서 파와 양파는 이들 냄새의 성분과 색소성분이 복합적으로 기능해 뛰어난 항암효과를 나타내는 항암채소라 할 수 있다.

강장식품의 대명사 마 늘

오늘날 최고의 강장식품, 건강 식품으로 떠오른 마늘은 그 성질이 따뜻하고 맛은 맵다. 주로 비장과 위장, 폐에 들어가서 좋은 작용을 한다.

주요 약효는 적체된 기를 운행시키고 비장과 위장을 따뜻하게 하는 효능이 있다. 따라서 마늘은 해독과 살충, 그리고 항암의 작용이 있어 음식 체증, 명치와 복부의 냉하면서도 아픈 증상, 부종에 의한 더부룩증, 설사, 이질, 백일해, 종기, 부스럼, 종양 등을 치료하는 효능이 있다.

현대 약리학 연구에 의하면 신선한 마늘에는 단위 100g을 기준으로 했을 때 단백질 44%, 지방 0.2%, 탄수화물 23.6%, 수분 69.8%와 비타민, 무기질 등이 함유돼 있는 것으로 밝혀졌다.

마늘의 추출물은 살균작용이 있고 항암작용이 있어 실험용 쥐의 복수암에 응용할 경우 효과가 있는 것으로 증명됐다. 또 유방암의 발생을 억제하고 임파육종에 대해서도 뚜렷한 억제작용이 있다. 그리고 마늘을 즐겨 먹으면 고지혈증을 감소시키면서도 미량의 무기질 원소인 셀레늄을 공급받음으로써 심혈관 질병에 대한 예방과 치료에 도움이 된다. 또 각종 암의 발생률도 감소시킬 수 있다. 즉 위암, 식도암, 대장암, 유방암, 난소암 등의 발병을 막는 작용을 한다.

마늘에는 특히 강력한 식물성 항균성분이 들어있어 살균작용이 뛰어나다. 그 결과 포도상구균, 이질균, 콜레라균, 대장균, 곰팡이균 등 병을 유발시키는 병균에 대해 살균작용이 있다. 0.05%의 마늘 수용액은 5분 내에 각종 균을 죽일 수가 있어 마늘을 입안에서 3~5분간 씹으면 구강 속의 세균을 모조리 죽일 수가 있다. 마늘의 살균성분 함량은 자주색 껍질의 마늘과 외쪽 마늘에 가장 많이 들어있고 흰껍질 마늘은 그 다음이다.

마늘에서 추출한 일종의 안정된 마늘성분인 Allitriclum은 임상에서 체내의 곰팡이균 감염을 예방하고 치료하는 효능이 있는 것으로 밝혀졌다. 즉, 폐 부위와 소화기의 곰팡이균 감염, 곰팡이균 성장염, 구균성 뇌막염, 백색염주균의 균혈증과 백일해, 침전성 폐결핵, 대장염,

결장염 등 세균 감염에 대한 예방과 치료작용이 있다는 것이다.

마늘에는 또한 심근 수축력을 강화시키고 심율 속도를 느리게 하며 이뇨와 혈압, 지혈을 내리는 등의 작용이 있기도 하다. 임상에서는 고지혈증, 고혈압과 협심증, 동맥경화증 등의 질병 치료에 널리 응용되고 있다.

마늘의 성분 중에서 항암능력이 강한 물질은 강렬한 냄새를 내는 물질이다. 이 물질의 정체는 알리신을 비롯한 수십 여종의 유황화합물인데, 이것은 강력한 살균작용뿐만 아니라 암 예방에도 효과적으로 작용한다.

마늘의 강렬한 냄새와 맛은 이런 유황화합물 때문이다. 한국인들의 전통식품에 항암성분이 강한 것은 마늘과 콩을 이용한 발효식품이 차지하는 비율이 높은 까닭이다.

각종 인스턴트식품의 첨가물과 담배, 자외선 등에 존재하는 발암물질의 영향으로 체내에 활성산소가 대량으로 발생되고, 이런 활성산소가 세포를 산화시켜 세포손상을 입히고 유전자 변이를 가져와서 암이 발생하게 된다.

그런데 마늘에 함유되어 있는 유황화합물에는 이런 발암물질들의 독성을 제거하고 해독 효소를 활성화하는 작용을 가지고 있다. 또한 활성산소를 제거하는 항산화작용도 강하다. 단지 냄새가 싫어서 마늘을 먹지 않는 것은 참으로 어리석은 일이라 할 수 있다.

164

▶ **유행성 감기를 예방하려면?**
- 얇게 썬 생마늘 두 쪽을 입에 물고 있으면 된다.

▶ **암의 예방과 치료에는?**
- 큰 마늘 2통과 쌀 100g으로 죽을 쑤어 자주 먹는다.
이 죽은 주로 식도암, 위암, 대장암 환자에게 좋다.

※ 주의사항

평소 몸이 허약하고 화가 거센 사람, 그리고 눈병이나 입, 치아, 인후, 혀 등에 질환이 있을 때는 마늘을 복용하지 않는 것이 좋다.
한편 마늘 냄새를 제거하는 방법은 마늘을 먹은 뒤 당귀 한쪽을 입에 물고 있으면 된다. 또 입안에 소량의 녹차 잎을 넣고 씹으면 된다. 대추 몇 개를 먹어도 마늘 냄새를 제거할 수 있다. 우유도 입안의 냄새를 효과적으로 없애준다.

톡 쏘는 매운 맛 생 강

생강 특유의 향은 진저롤 등의 방향 성분 때문이다. 일본 기후대학 의학부의 실험에서 진저롤의 성분에 발암억제 작용이 탁월하다는 것이 확인되었다. 다른 실험물질보다도 진저롤을 이용한 실험군에서 암 억제 효과가 높게 나타났던 것이다.

진저롤이 어떻게 암 발생을 억제하는지에 관한 정확한 보고는 아직 발표되지 않았지만, 비이커에 암세포를 키운 후 진행되는 체외실험에서도 항암효과가 좋은 것으로 나타났다. 어떤 학자들은 유전자가 활성산소에 의해 손상당하기 이전에 활성산소를 없애준다고 주장하고 있다.

생강 특유의 강렬한 매운 맛은 진저론과 시네올이라는 성분에 의한 것이다. 이들 매운 맛 성분에는 강력한 항균·살균작용과 비린내를 제거하는 작용이 있다.

이들 성분 또한 진저롤과 마찬가지로 유전자 손상을 방지하고 암 발생을 방지하는 작용이 있다.

특히 생강은 여러 종류의 항산화 성분이 복합적으로 함유되어 있어서 생강의 항산화력은 다른 항산화 식품을 훨씬 능가한다는 보고가 있다.

향신료의 대명사 카 레

심황(울금)이라는 식물의 근경根莖을 건조시킨 것을 강황이라고 한다. 카레 가루에 없어서는 안 되는 향신료이며 한약재로도 널리 이용된다. 이 강황 속의 성분에 암 예방 효과가 기대된다.

카레가 황색인 것은 강황의 주성분인 황색 색소 쿠루쿠민에 의한 것이다. 즉, 카레를 먹으면 강력한 항산화작용을 발휘하는 물질이 생성되어 활성산소에 의한 세포의 암화를 방지해 줄 가능성이 크다. 쿠루쿠민의 대사 경로를 살펴보면 특히 기대할 만한 것은 대장암의 예방이다.

실험적으로 강황은 대장암뿐만이 아니라 폐암의 억제 효과도 있다. 즉 장관에서 흡수된 항산화 물질은 혈액을 타고 온몸으로 운반되어 각종 장기와 조직의 암 발생을 예방해 주는 것이다.

또한 식염의 과다 섭취가 위암으로 이어진다는 것은 이미 잘 알려진 사실이다. 그러나 카레가루를 향신료로 이용하면 식염 섭취량을 줄일 수 있으므로 위암 예방에도 많은 도움이 된다.

그밖에 카레 가루의 방향성분인 터펜, 식물성분인 페놀, 베타카로틴도 항암성분으로서 작용한다.

심황(울금)은 생강과에 속하는 다년초 식물로서 한방에서는 귀중한 약초로 이용되어 왔다. 울금의 근경부根莖部에는 혈액을 정화하고, 혈관이나 뇌세포의 노화를 방지하는 작용이 있으며 위궤양, 간질환, 당뇨병, 고혈압, 동맥경화, 협심증, 뇌혈전 등과 같은 생활 습관병 예방에도 좋다고 한다.

고소한 맛이 최고! 견과류

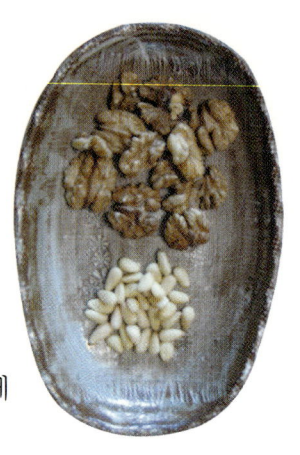

　고소한 맛이 입맛을 사로잡는 견과류는 예로부터 건강에 좋고 스태미너가 증식되는 음식으로 폭넓은 사랑을 받아온 식품이다. 특히 병후 회복과 체력 증강 및 노화 방지에도 널리 이용되는 식품 가운데 하나다.

　땅콩, 아몬드, 호두, 잣, 은행 등을 총칭하는 견과류는 영양가가 높고, 비타민류가 풍부하게 함유돼 있기 때문이다.

　그 중에서도 가장 중요한 것은 베타카로틴과 비타민 B_1, B_2 그리고 비타민 E이다. 이들 비타민들은 대표적인 항산화 비타민으로 암 예방에 뛰어난 효능을 나타내는 성분들이다. 암을 유발시키는 활성산소를 무독화 시키기 때문이다.

　특히 견과류 가운데 은행에는 베타카로틴과 비타민 C, 식이섬유 등이 풍부하게 들어있어 세포의 산화를 방지하고 암 발생과 진행을 억제하는 효능이 있다.

※참고하세요!

아무리 좋은 식품이라도 지나치게 많이 먹는 것은 좋지 않다. 견과류도 마찬가지이다. 땅콩이라면 하루 20톨 정도, 아몬드는 10톨 이하, 호두라면 5개 정도, 은행이라면 10톨 정도를 매일 잘 씹어 먹는 것이 좋다.

치매 예방식 호두

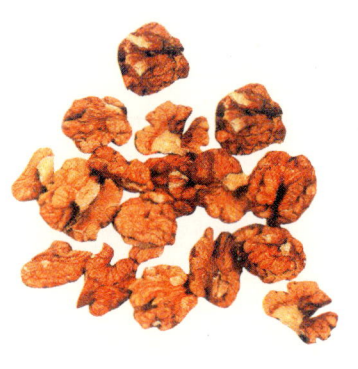

　견과류 중 하나인 호두는 사람의
뇌를 꼭 닮아 있으며, 그 성질이 따뜻
하고 맛은 달다. 주요 약효는 신경과
폐경에 작용을 한다.

　따라서 호두는 신장을 보하고 정력을 다지며, 폐를 덥게 하여 가쁜
숨을 가라앉히는 효능이 있다. 또 대장을 윤택하게 하고 뛰어난 항암
작용을 하는 식품으로 알려져 있다.

　그러므로 호두는 신장 기능이 허약하여 빚어진 천식 기침을 다스리
고, 허리 통증과 다리 무기력증, 남성 성기능장애, 유정, 빈뇨, 대변건
조성 변비, 종양 등에 좋은 효과가 있다.

　현대 약리학 연구에 의하면 호두에는 단위 100g을 기준으로 했을
때 지방유가 40~50% 정도 들어있고, 주성분은 리놀산글리세린인 것
으로 밝혀졌다. 또 소량의 아미노산과 유산, 글리세린이 함유돼 있다.
특히 호두에는 단위 100g을 기준으로 했을 때 단백질 15.4%, 탄수화
물 10%, 칼슘 0.119%, 인 0.362%, 철분 0.035%, 카로틴 0.17%, 레
시틴 0.11%가 함유돼 있기도 하다. 이러한 호두를 가지고 항변이성에
대한 연구를 실시한 결과 돌연변이를 억제하는 작용이 있는 것으로
밝혀져 일정한 항암효과를 기대할 수 있다.

▶ **남성 성기능장애일 때**

- 생호둣살 60g을 매일 먹는다. 한 달 정도 꾸준히 계속한다.

▶ **폐나 신장의 허약 부족으로 인해 빚어진 천식일 때**

- 호둣살·인삼 각각 6g을 물로 달여 먹는다. 이는 종양 환자에게도 적용된다.

▶ **대장 건조성 변비일 때**

- 호둣살 4~5개를 잠자기 전에 벌꿀로 버무려 먹는다.

팔방약효 **연 밥**

진흙탕에서 피어올린 연꽃의 열매인 연밥은 약인지, 식품인지 그 구별이 모호하다. 그만큼 뛰어난 약효를 가진 식품이자, 약재이기 때문이다. 이러한 연밥은 그 성질이 평범하고 맛은 달면서 떫다. 주로 심장과 비장, 신장에서 작용을 한다.

주요 약효는 심장의 기능을 튼튼하게 하고 신장을 유익하게 하는 효능이 있다. 또 비장을 보하는 약효가 뛰어나고 대장을 다스리면서 항암작용을 한다.

따라서 평소 꿈이 많으면서 유정이 나타날 때, 오랜 이질과 설사에 효과가 있고 여성의 하혈과 대하증, 종양에 효과가 뛰어나다.

현대 약리학 연구에 의하면 연밥에는 다량의 전분과 당질, 단백질, 지방, 칼슘(0.089%), 인(0.285%), 철분(0.0064%), 탄수화물 (62%) 등이 함유돼 있는 것으로 밝혀졌다. 특히 임상 실험 결과에 의하면 호 둣살에는 돌연변이를 억제하는 작용이 있어 항암에 일정한 효과를 발 휘하는 것으로 알려져 있다.

☞ 이렇게 활용하세요!

▶ 새벽설사, 오래된 설사일 때
- 연밥 500g, 벌꿀 적당량을 준비한다. 그런 다음 연밥을 볶아서 가루로 만든 뒤 벌 꿀에 버무려서 환으로 만든다. 이렇게 만든 것을 하루 3회 정도 복용하되, 한 번의 복용량은 3g 정도가 적당하다. 복용을 할 때는 따뜻한 물로 복용한다.

▶ 남성의 유정, 여성의 하혈, 대하증, 월경과다일 때
- 연밥을 가루로 만든 뒤, 매회 10g씩을 하루 2회 복용한다.

▶ 종양 환자일 때
- 늘 연밥국, 연밥 녹두탕, 연밥 백합탕을 먹도록 한다.

단백질의 보고 **콩 류**

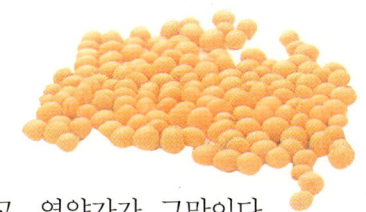

콩은 좋은 단백질을 함유하고 있고, 영양가가 그만이다.

그리고 두부나 된장, 청국장 등 콩의 가공식품에는 아주 좋은 항암성분을 많이 가지고 있다.

콩류에 함유되어 있는 물질 중에서 가장 관심을 끄는 것은 이소플라본이다. 이소플라본은 여성 호르몬과 유사한 작용을 하는 물질이다. 따라서 여성 호르몬 저하와 관계된 골다공증이나 갱년기장애 예방에 효과가 좋다. 그 외에 유방암이나 대장암, 전립선암 예방에도 효과가 있다.

한국 남성들의 전립선암 발생률은 최근들어 급격히 상승하고 있다고는 하지만 서양의 발생률에 비하면 아주 낮은 편이다. 우리 식품에 콩과 콩 발효식품이 많아서 일상적으로 먹고 있기 때문이다.

전립선암은 남성호르몬의 과잉분비가 원인이 되어 발생하는 경우가 많으므로 여성호르몬 작용을 하는 이소플라본을 섭취하게 되면 남성호르몬 증가를 억제하는 효과로 전립선암을 예방할 수 있는 것이다.

또한 이소플라본에는 항산화작용이 있어 세포의 변성과 암화를 억제한다. 또한 암을 예방하는 작용 외에, 새로운 암 혈관 생성을 저해하는 작용도 있다고 하니, 일석삼조의 암 예방 식품이 바로 콩이다.

특히 콩에는 비타민 B군, 비타민 E, 식이섬유 등의 항산화물질이 많다. 그리고 그 중에서 사포닌이 이러한 물질과 합동작전으로 활성산소를 제거시킨다. 식이섬유도 풍부하여 대장암 예방에도 큰 도움이 된다.

콩의 왕 작두콩

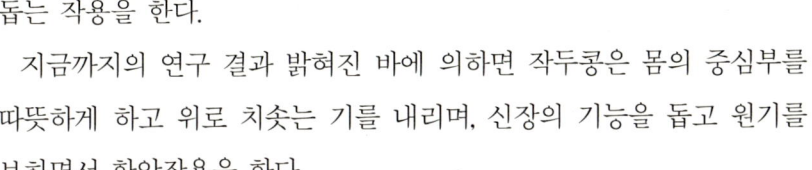

　'칼처럼 생겼다' 하여 작두콩이라는 이름
으로 불리는 이 콩은 최근 기능성 건강식품
으로 인기를 모으고 있다. 그 성질은 따뜻하
고 단맛이 나는데 주로 대장과 위장의 기능을
돕는 작용을 한다.

　지금까지의 연구 결과 밝혀진 바에 의하면 작두콩은 몸의 중심부를
따뜻하게 하고 위로 치솟는 기를 내리며, 신장의 기능을 돕고 원기를
보하면서 항암작용을 한다.

　따라서 작두콩은 주로 허약하고 냉한 구역질 증상을 다스리고 신
장 기능의 허약에 의한 요통, 숨 가쁨 증상과 종양을 개선하는 효과
가 있다.

　현대 약리학 연구 결과 작두콩에는 요소 효소와 혈구 응집 호르몬,
작두콩 아미노산, 그리고 전분, 단백질, 지방 등이 함유돼 있는 것으
로 밝혀졌다. 특히 작두콩 속의 혈구 응집 호르몬은 항종양 작용이 있
는 것으로 드러났다. 그리고 기타 원인에 의해 유발된 세포 독성도 억
제시킬 수가 있다.

　특히 종양세포를 정상적인 성장 상태의 세포로 새롭게 회복시켜 주
는 성분도 들어있어 각종 암을 유발시키는 물질에 의해 변형된 세포
를 응집시킬 수도 있다.

▶ **식도암 · 위암으로 구역질이 날 때**

- 연신 구역질과 딸꾹질이 나며 가슴 속이 답답할 때는 늙은 작두콩을 가루로 만들어 한 번에 30g씩을 물로 복용한다. 하루에 2~3회 정도 복용하는 것이 좋다.

▶ **신장암과 허리가 시큰하고 아플 때**

- 작두콩 50g, 돼지 콩팥 1개를 준비한다. 우선 콩팥을 적당한 크기로 썰어서 작두콩과 함께 국으로 끓여서 하루에 다 먹도록 한다. 만약 혈뇨가 있으면 매실 2개, 냉이 30g을 첨가해서 끓인다.

※ 주의할 점

위암으로 위에 심한 열이 있을 때는 작두콩을 복용하지 않는 것이 좋다.

자줏빛 영양제 강낭콩

레드푸드의 대명사 강낭콩은 그 맛이 달면서 싱겁다. 주로 비장과 위장에서 작용을 한다. 주요 효능은 비장을 튼튼하게 하고 이뇨 작용을 도우며, 항암작용을 하기도 하는데 주로 부종과 각기병, 종양에 효과가 있다.

현대 약리학 연구에 의하면 강낭콩의 씨앗에는 당단백질 등 많은 물질이 함유돼 있는데 이들 성분들은 암환자에게 유익한 효능이 있다.

🖋️ 이렇게 활용하세요!

▶ 암 환자는 항상 강낭콩 밥과 강낭콩 죽을 먹는 것이 좋다.
- 일반적인 용량은 쌀 50g에 강낭콩 30g을 섞어서 밥을 짓거나 죽으로 끓이면 된다.

▶ 식도암과 위암일 때
- 밥은 진밥이 좋고 죽은 푹 끓일수록 좋으며 지속적으로 먹어야 한다. 이때 대추를 몇 개 첨가해서 밥이나 죽을 끓이면 더욱 좋다.

▶ 부종일 때
- 강낭콩 150g + 율무 15g + 설탕 50g을 물로 끓여 먹으면 된다. 비장을 튼튼하게 하고 몸의 수분대사를 원활하게 하는 효과가 있다.

녹색 영양제 완두콩

하얀 밥에 쏙쏙 박아 먹으면 별미인 녹색 완두콩은 그 맛이 약간 달다. 주로 비장과 위장에서 작용을 한다. 주요 효능은 몸의 중심부를 편안하게 하고 기를 내린다. 이뇨작용이 크고 항암작용이 있기도 하다. 따라서 주로 각기병, 화농성 종기, 종양 등에 효과가 있다.

현대 약리학 연구에 의하면 완두콩에는 단백질, 지방, 탄수화물, 칼슘, 인, 철분, 비타민 B_1, B_2, 니코틴산을 함유하고 있다. 그 중에서 인의 함유량이 비교적 풍부하여 100g당 400mg을 함유하고 있다. 또 PHA도 들어있는 데, 이는 일종의 단백질로 인체의 적혈구를 응집시키는 능력이 있다.

특히 암환자의 임파세포를 활성화시켜 임파 독소를 생성하여 종양의 작용을 억제하고 소멸시키는 뚜렷한 항암작용이 있다.

☞ 이렇게 활용하세요!

- 반찬을 만들거나 완두콩 죽과 밥을 지어 먹으면 된다. 암 환자는 장기적으로 먹으면 좋다.

암을 예방하는
항암버섯 5가지

'숲에서 나는 고기'라 불릴 정도로 영양가치가 뛰어난 버섯은 독특한 생물학적 위치만큼이나 신비한 효과를 나타낸다. 특히 일본의 시즈오카대학의 미즈노 교수는 매일 버섯 100g씩만 먹으면 암에서 완전히 해방될 수 있다는 연구 결과를 발표해 세계적인 관심을 불러일으키기도 했다.

이러한 버섯은 조금 특이하다. 풀, 꽃, 나무와 같은 식물도 아니고, 그렇다고 소나 돼지 같은 동물도 아니기 때문이다. 버섯은 곰팡이에 속하는 미생물이다.

버섯은 또 한 번 특이하다. 태양을 등지고 살아가기 때문이다. 꽃이나 열매 등 세상의 만물은 태양을 받아서 살아간다. 그러나 버섯은 그렇지 않다. 태양을 등진 채 어둡고 습한 곳에서 태어나 그곳에서 자란다.

이렇듯 신비로운 특성을 지닌 버섯이 이 시대 최고의 건강식품으로 주목을 받고 있다. 어쩌면 자연이 인류에게 주는 마지막 식품일지도 모른다는 찬사 속에서 항암식품의 대명사로 떠오르고 있다.

그것은 버섯에 들어있는 신비로운 물질 때문이다.

버섯은 비타민의 보고이다

신의 식품으로 찬사를 받고 있는 버섯에는 다양한 종류의 비타민이 함유돼 있는 것으로 밝혀졌다. 비타민 B_1, B_2, 나이아신, 비타민 D 등 그 종류도 다양하다.

이들 성분들은 인체의 생리기능을 활성화시켜 정상적인 생명유지가 가능하도록 돕는 역할을 한다.

버섯에는 무기질이 풍부하다

버섯의 진가를 배가시키는 이유는 다양한 종류의 무기질 성분이 함유돼 있다는 데 있다. 아연, 망간, 칼슘, 칼륨, 인, 게르마늄, 철, 동 등 밝혀진 것만도 수십 종에 이른다. 이들 성분들이 세포의 신진대사를 촉진하고 생체 리듬을 조절하여 각종 질병 회복에 도움을 주고 인체의 면역체계까지도 활성화시킨다는 것이다.

버섯에는 면역력을 높여주는 베타글루칸이 들어있다

버섯이 최고의 항암식품으로 평가받는 이유는 베타글루칸이라고 하는 다당체 성분이 들어있기 때문이다.

178

모든 버섯에 들어있는 이 성분은 면역활성을 높여주는 핵심성분으로 알려져 있다. 따라서 인체 고유의 면역력을 증진시켜 암을 예방하고 암세포가 자라는 것을 억제한다.

특히 베타글루칸은 항산화 효과도 크다. 세포 노화를 촉진하는 활성산소를 제거하는 효능이 있기 때문이다.

이렇듯 다양한 영양성분을 함유하고 있는 버섯은 이 시대 최고의 기능성 식품이고, 따라서 늘 먹으면 인체의 면역력을 쑥쑥 높여주고 뛰어난 항암작용을 한다.

신령한 버섯 아가리쿠스 버섯

항암효과가 알려지기 시작하면서 주목을 받고 있는 아가리쿠스 버섯은 최근 들어서는 국내에서도 많이 재배되고 있는 대표적인 항암버섯 가운데 하나다. 그 성질은 차고, 맛은 달며, 주로 대장과 폐, 위장, 신장에서 작용을 한다.

주요 효능은 정신을 맑게 하고 입맛을 북돋아주며, 항균과 항암작용이 있다. 특히 몸의 기를 다스리며 가래를 삭이는 작용이 있기도 하다. 따라서 아가리쿠스 버섯은 구토·설사가 심할 때, 혹은 폐결핵과 종양 치료 등에 널리 응용되고 있다.

아가리쿠스의 성분 중에는 여러 종류의 유리 아미노산이 들어있으며, 비타민 B, 비타민 C 이외에도 비타민 A, B_6, D, E, K, 판토텐산, 비오틴과 엽산 등이 함유돼 있다.

> 아가리쿠스 버섯의 항암효과는 임상에서도 상당한 성과를 거두고 있다. 각종 암 수술 후 지속적으로 아가리쿠스 버섯을 복용한다면 암세포의 전이를 방지할 수가 있다.

위암, 자궁암 등의 환자에게 이 버섯을 달여 복용하도록 하면 보조 치료 작용이 있다.

한 걸음 더 나아간 연구에서 아가리쿠스 버섯은 일종의 면역형 약물로서 신체의 면역기능을 크게 증강시켜 T-임파세포를 활성화 하는 효과가 있는 것으로 밝혀졌다. 특히 살상성 T-임파세포의 작용을 도와 암세포를 죽이고 감시하는 기능을 발휘하는 것으로 드러나고 있다. 특히 아가리쿠스에는 비특이성의 식물 혈구 응집 성분이 들어있는데 이 또한 항암작용을 하는 것으로 알려져 있다.

☞ 이렇게 활용하세요!

▶ 급 · 만성 간염에는
- 신선한 아가리쿠스 버섯을 물로 달여 복용하면 간염 치료에 좋은 효과가 있다.

▶ 백혈구 감소증과 종양환자
- 아가리쿠스 버섯을 요리해 일상적으로 자주 먹으면 된다. 또 건조시킨 것을 가루로 만들어 캡슐에 넣어서 한 번에 5캡슐씩, 하루 3회 정도 지속적으로 복용하면 효과를 볼 수 있다.

대중적인 항암버섯 표고버섯

날로 그 신비한 효능이 속속 드러나면서
이 시대 최고의 항암식품으로 떠오르고 있는
표고버섯은 그 성질이 무난하고 맛은 달며, 주로 간장과 위장에서 작
용한다.

주요 효능으로 위장의 기를 돕고 항암작용을 한다. 따라서 주로 비
장과 위장의 허약과 종양을 개선하는 데 효과가 있다.

현대 약리학 연구에 의하면 표고버섯에는 단백질, 당질, 비타민 B_1,
B_2, 칼슘(124mg), 인(415mg), 철분 등이 들어있어 단백질은 풍부하
고 콜린, 퓨린과 각종 아미노산 등이 함유돼 있는 것으로 밝혀졌다.
또 지혈을 감소시키는 작용과 비타민 D_2의 결핍에 의한 구루병을 치
료하는 효능이 있기도 하다.

표고버섯의 다당체는 암 독소가 인체 내 면역계통에 미치는 영향을
감소시키고 제거하는 작용을 한다. 또 화학치료 약물에 의한 면역 임
파세포의 억제작용을 감소시킬 수가 있다.

최근의 연구 보고에 따르면 표고버섯 다당체의 항암작용은 다른
화학요법 약물과 다르고, 이는 일종의 면역형 항암약으로 평가받
고 있다.

그 주요 작용은 인체의 면역기능을 증강시키며 T-임파세포를 활성화시킨다. 특히 살상성 T-임파세포의 작용을 통하여 암세포를 감시하고 박멸시키는 효능이 있기도 하다.

> ☞ 이렇게 활용하세요!
>
> ▶ **자궁경부암일 때**
> - 표고버섯 6g을 물로 달여 복용하여 보조치료 수단으로 삼는다. 만일 추출물을 주사할 수 있으면 더욱 좋다.
>
> ▶ **식도암 · 위암일 때**
> - 말린 표고버섯 가루를 캡슐에 넣어 한 번에 5캡슐씩, 하루 3~4회 정도 복용한다. 역시 주사해도 좋다.

항암버섯의 왕 상황버섯

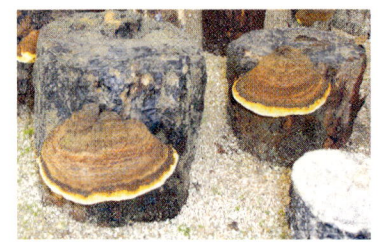

항암효과가 큰 것으로 알려지면서 신비의 버섯으로 알려진 상황버섯은 그 성질이 맵고 맛은 달다. 주로 위장과 비장에서 작용을 한다.

주요 효능은 지혈하고 몸의 기를 운행시키며 각종 통증을 해소한다. 특히 치질을 치료하고 항암효과가 뛰어나다. 따라서 상황버섯은 주로 여성의 하혈증, 뇨혈, 탈장, 항문 출혈, 여성 대하증, 월경불통, 종양 등에 효과가 있다.

현대 약리학 연구에 의하면 상황버섯에는 지방산(주로 C_{22}, C_{24}의 포화지방산이 들어있다), C_{23}·C_{25}의 포화탄화수소, 아미노산, 초산 등 많은 물질 성분이 들어있다. 특히 상황버섯에는 다른 진균류인 표고버섯, 아가리쿠스 버섯, 운지버섯, 복령 등과 같이 다당체가 함유돼 있어 항종양 작용을 한다.

상황桑黃버섯은 흔히 뽕나무에서만 나오는 버섯인 줄 알고 있지만 고산지대에 서식하고 있는 참나무, 밤나무, 상수리나무, 버드나무와 같은 활엽수 나무 몸통 등의 고목에서 자생하고 있는 버섯이다.

상황버섯이 진짜냐 가짜냐 하는 것은 버섯의 균주 '린테우스 (linteus)'가 검출되어야 진짜 상황버섯이다.

상황버섯의 모양은, 초기에는 진흙 덩어리가 뭉쳐진 것 같은 형태로 유지되다가 다 자란 후 모습은 나무 그루터기에 혓바닥을 내민 모습이어서 수설樹舌이리고도 한다.

상황버섯 자실체는 처음에는 진흙 덩어리 형태로 자라다가 겨울이 되면 성장을 멈추고 노란 부분이 진흙색으로 변하며 다시 봄이 되면 노랗게 덧자라는 다년생 버섯이다.

버섯을 달였을 때는 노랗거나 담황색으로 맑게 나타난다. 맛과 향이 없는 게 특징이고, 맛이 순하고 담백하여 먹기에도 좋다. 하지만 상황버섯은 가격도 고가이며 효능과 진품 여부의 확인이 어려워 주의가 필요하므로 필자는 그다지 권장하지 않는 식품이다.

☞이렇게 활용하세요!

▶ **자궁경부암일 때**
- 상황버섯 6~10g을 물로 달여 복용한다.
  (임상에서 상황버섯을 가루로 만들어 복용하여 자궁경부암을 치료한 사례가 있기
  도 하다.)

▶ **만성 위장병에 위가 아프고 구토가 나며 위암이 발병했을 때**
- 상황버섯을 가루로 만든 뒤 한 번에 1.5g씩을 매일 3회 정도 복용하면 된다.

▶ **대장암의 혈변일 때**
- 상황버섯을 가루로 만든 뒤 한 번에 3g씩을 매일 2~3회 정도 복용하면 된다.

신령한 버섯 영지버섯

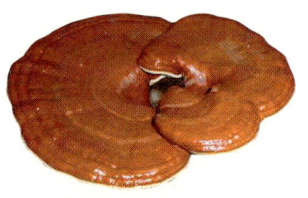

신령한 버섯으로 알려진 영지버섯은 그 성질이 무난하고 맛은 달다. 주로 심장과 비장, 폐, 간장, 신장에서 작용을 한다.

주요 약효는 심신을 안정시키고 기혈을 보하며 기침과 천식을 가라앉히는 효능이 있다. 특히 항암효과가 뛰어나다. 영지버섯의 단백다당체는 종양세포에 대한 특이성 면역기능을 증강시켜 항암작용을 나타낸다.

영지버섯은 주로 과로 허약을 다스리고 기침과 천식, 불면증에 효과가 있다. 또 소화불량과 고혈압, 고지혈증, 관상동맥경화성 심장병, 심율 이상, 백혈구 감소증, 그리고 여러 종류의 간염, 병후 허약, 그리고 종양 등에 효과가 있다.

현대 약리학 연구 결과 영지에는 유기산, 아미노포도당 다당체, 수지 지방산과 알칼로이드, 수용성 단백질과 여러 종류의 효소와 기타 물질이 들어있는 것으로 밝혀졌다. 영지에는 또 나트륨, 칼륨, 마그네슘, 크롬, 망간, 철분, 니켈, 구리, 아연, 몰리브덴 등 여러 종류의 광물질과 식이섬유가 들어있기도 하다.

실험용 쥐에게 종양을 이식하고 복강을 통하여 영지 추출물을 투여해본 결과 두드러진 항종양 활성의 다당체가 나타난 것으로 드러났으며, 여러 가지 암세포에 효과적이었다.

이런 다당체의 항암작용은 흉선임파세포의 세포성 면역을 증가시켜 나타난다.

영지 추출물은 혈소판 응집을 일으키는 물질의 생성을 억제하는 것과 혈관장애의 유발을 방지하는 작용이 있다. 그러므로 뇌혈전, 심근경색을 예방하는 효과가 있다.

일본에서 행해진 한 연구에 의하면 영지버섯 추출액이 간장 속에서 혈관을 긴장시키는 성분의 생성에 영향을 미치고 혈압 안정을 유지하면서도 해가 없어 일반적으로 안전하게 쓸 수 있는 혈압 강하제라고 했다. 또 다른 연구 보고에 의하면 영지의 수용성 다당성분은 비인슐린 의존형의 당뇨병에 대하여 인슐린의 분비를 증강시키는 효과가 있다고 했다.

이밖에도 햇빛에 건조시킨 영지버섯에는 비타민 D가 풍부하게 들어 있는데 이는 칼슘대사와 연관이 있고, 또 칼슘을 생성시키는 데에도 중요한 작용이 있는 것으로 보고 있다.

따라서 영지버섯의 성분은 인체의 면역능력을 높여서 각종 병독을 억제시키는 인자와 암 발생을 억제하는 인자에 영향을 미친다는 사실을 미루어 짐작할 수 있다.

영지버섯은 특히 저칼로리에 섬유질이 풍부한 식품이다. 그러므로 비만을 예방하고 콜레스테롤의 흡수를 막으며 동맥경화를 방지하는 작용이 있기도 하다. 이외에도 변비, 대장암, 당뇨병, 고혈압, 뇌졸중, 심장병, 천식 등 노인병을 예방하는 효과도 뛰어나다.

한 임상 보고에 따르면 영지버섯으로 신경쇠약, 만성기관지염, 백혈구 감소증, 협심증, 고콜레스테롤혈증, 고β지단백혈증 등에 대한 치료도 일정한 효과가 있다고 한다.

현재까지 밝혀진 것을 보면 영지 추출액은 혈액암인 백혈병에 효과가 있고, 특히 간암에 뚜렷한 효능을 갖고 있다. 또 우리 몸 속의 저항력을 만들어주는 항체도 18배나 많이 만들어내도록 해서 우리 몸을 근본적으로 강하게 만들어 병독이나 암과 싸워서 이기도록 해주는 식품이다. 또한 '게르마늄'이라는 성분도 듬뿍 들어 있는데 이 게르마늄은 항암효과가 높은 식품 성분이다.

보통 버섯과는 달리 영지버섯은 버섯의 몸체를 먹는 것이 아니고 물에 넣고 끓여서 그 추출액을 마신다. 영지버섯을 달인 물은 그 맛이 대단히 쓴데 이 쓴맛 성분이 영지버섯의 유효성분이다.

이렇게 활용하세요!

▶ **신경쇠약일 때**
- 영지버섯 6~10g을 물로 달여 복용한다.

▶ **고혈압일 때**
- 영지버섯 10g을 물로 달여 복용한다.

▶ **암환자일 때**
- 영지버섯 달인 즙, 또는 영지버섯 가루를 캡슐에 넣어 한 번에 3캡슐을 하루 3회 정도 복용한다. 이때 지속적으로 복용하는 것이 중요하다.

블랙푸드의 대표주자 목이버섯

독특한 맛을 내는 목이버섯은 블랙푸드라고 해서 요즘 한창 인기를 끌고 있는 건강식품의 대명사다. 이러한 목이버섯은 뛰어난 항암효과로도 사람들의 주목을 받고 있는데 그 성질은 무난하고 맛은 달다.

주로 위장과 대장에서 작용한다.

주요 약효는 기를 북돋아주고 위장을 튼튼하게 하면서 몸의 열을 내려준다. 따라서 뜨거워진 피를 식히고 지혈하는 효과가 있다. 또 폐의 열을 없애주고 지능을 좋게 하며 뛰어난 항암작용이 있다.

이러한 약효로 인해 목이버섯은 주로 기혈이 허약할 때, 빈혈이 심할 때, 월경과다, 치질 출혈, 출혈성 이질과 설사, 산후 어혈, 폐기능 허약으로 인한 기침, 그리고 변비 등의 증상을 개선하는 효과가 있다.

현대 약리학 연구에 의하면 목이버섯 500g당 단백질은 53g, 지방 1g, 당질 325g, 무기질 29g, 칼슘 1,785mg, 인 1,005mg, 철분 925mg, 카로틴 0.15mg, 비타민 B_1 0.75mg, 비타민 B_2 2.75mg, 니코틴산 13.5mg 등이 함유돼 있는 것으로 밝혀졌다.

건조시킨 목이버섯에 함유돼 있는 인지질은 레시틴 등의 물질이다. 동물실험 결과 밝혀진 바에 의하면 목이버섯은 혈액 응고를 감소시키고 동맥경화를 방지하는 것으로 드러났다. 특히 실험용 쥐의 육종을 억제하는 작용도 있는 것으로 밝혀졌다.

☞이렇게 활용하세요!

▶ 여성의 자궁경부암·질염일 때
- 목이버섯 10g을 물로 달여 날마다 마신다.

▶ 대장암의 하혈증일 때
- 목이버섯 10g과 곶감 30g을 함께 물로 푹 끓여서 먹는다.

▶ 종양 환자의 빈혈일 때

- 목이버섯 15~30g, 대추 20~30개를 물로 달여 그 즙을 매일 한 번씩 꾸준히 마신다.

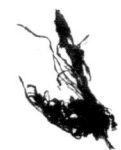

암을 예방하는
항암해초 5가지

부서지는 파도와 뻘, 그리고 바위 틈새를 비집고 자라는 해초류는 바다의 보물과도 같은 존재이다. 드넓은 바다의 영양이 고스란히 담겨 있기 때문이다.

그 종류도 다양하다. 양질의 단백질과 비타민류가 골고루 들어있고, 식이섬유 또한 풍부하게 함유돼 있다. 특히 다시마나 미역 등과 같은 갈조류에는 '푸코이단'이라는 다당류가 들어있어 암세포를 박멸시키는 작용이 있는 것으로 밝혀졌다.

이렇듯 놀라운 효능을 지닌 천혜의 영양보고 '해초류'가 내 몸에 좋은 이유 7가지를 살펴보면 다음과 같다.

· 모든 해초류에는 비타민이 풍부하게 함유돼 있다

190

특히 비타민 C와 비타민 E가 풍부
하게 들어있는데, 이는 노화를 방
지하는 항산화물질로 알려져
있다.

따라서 해초류가 우리 몸
에 좋은 첫째 이유는 몸의
노화를 예방하고 성인병을
억제하며 피부 미용과 비만
등에도 좋은 효과를 나타낸다
는 것이다. 특히 이러한 항산화물
질은 암세포의 증식을 억제하는 효능이
있기도 하다.

· 모든 해초류에는 식이섬유가 풍부하다

사람의 소화 효소로는 소화되지 않고 몸 밖으로 배출되는 고분자
탄수화물인 식이섬유는 대장운동을 촉진시켜 변비를 예방하고 비만
방지에도 탁월한 효능이 있는 것으로 알려져 있다. 특히 해초류에 풍
부하게 들어있는 식이섬유는 발암물질을 흡착해서 체외로 배설하는
작용을 하기도 한다.

또한 배변을 좋게 하여 발암물질이 장벽에 접촉하는 시간을 단축시
키고, 발암물질의 생성을 촉진하는 유해균의 증식을 억제하는 작용도
있어 대장암의 예방에 효과적이다.

· 모든 해초류에는 철분이 풍부하게 함유되어 있다

따라서 혈액의 안정된 구조를 유지할 수 있어 빈혈을 예방하고 뼈를 단단하게 해주는 작용을 한다.

· 모든 해초류에는 베타카로틴이 들어있다

베타카로틴은 항암효과가 뛰어난 성분이다. 따라서 해초류를 먹으면 암을 예방하고 각종 성인병의 발생을 미연에 막을 수 있다.

· 모든 해초류에는 칼륨 · 칼슘이 풍부하게 들어있다

해초류에 풍부하게 함유되어 있는 칼륨은 혈압을 안정시켜 주는 데 효과가 있고, 칼슘은 혈액과 뼈의 생성에 중요한 역할을 하는 미네랄이다.

따라서 해초류를 많이 먹으면 혈압 안정은 물론 골격과 혈관, 신경 등의 활동에 새로운 활력을 불어넣어 준다.

· 모든 해초류는 알칼리성 식품이다

사람의 체액은 약알칼리성을 유지해야 병에 대한 저항력이 높아지고 건강 또한 유지할 수 있다. 따라서 평소 해초류를 충분히 섭취하면 정상적인 체액 유지에 도움이 된다.

이상의 7가지 약효로 인해 해초류는 현대인의 영양 불균형을 막아주는 좋은 식품으로, 또 각종 질병을 예방하는 질병 치료식으로 인기를 끌고 있다.

특히 현대인의 불치병인 암을 예방하고 치료하는 데도 효과가 있어 해초류는 그야말로 바다의 항암제라 할 수 있다.

바다의 야채 **다시마**

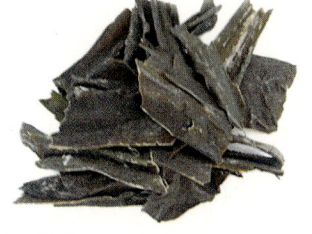

다시마는 예로부터 귀하게 여기며 먹어왔던 것으로 바다에서 나는 야채라 불린다. 그만큼 다양한 영양성분이 함유되어 있기 때문이다.

칼슘, 칼륨, 인, 요오드 등 인간의 몸에 필요한 미네랄이 전부 함유되어 있다.

또한 다시마는 고혈압을 예방하는 음식물로서 널리 알려져 있으며, 혈액 중의 콜레스테롤 수치를 저하시키는 작용이나 배변을 촉진하는 작용이 있는 것도 증명되었다.

더욱이 성인병이 신경 쓰이는 중년 남성에게는 비만을 방지하는 저칼로리 식품으로서도 그 이미지를 새로이 하고 있다. 특히 다시마는 대장암 예방에 특별한 효능이 있는 것으로 알려져 있다.

다시마가 암 발생을 억제하는 구조는 아직 분명한 것은 아니나 어떤 한 가지 성분이 아니라 다시마 전체의 종합작용으로서 암을 방지하는 것으로 생각된다.

한의학에서도 오래 전부터 약재로 쓰이며 굳은 것을 녹이는 효과가 있다고 하며 현대의학에서 말하는 임파선종, 갑상선종과 비슷한 증상을 없애는 중요한 약재로 사용되어 왔다.

현대 약리학 실험에서도 다시마 다당류가 항암활성을 보이는 것으로 나타났고, 동물실험에서도 임파선백혈병의 생명연장률을 12.5% 끌어올렸다고 한다.

임상에서 특히 갑상선 종양에 많이 이용하며, 해조, 패모 등과 많이 이용된다. 악성임파종에는 해조와 남성, 반하, 사향, 모려 등과 많이 이용된다.

대장암 실험에서 첫째로 들 수 있는 것은 다시마 성분의 반 이상을 차지하는 섬유질이다. 섬유질이라는 물질은 고분자 탄수화물로서 인간의 몸에는 이것을 소화·흡수하는 효소가 없다. 즉 소화·흡수할 수 없기 때문에 장의 연동운동이 활발해져서 배변이 촉진되고, 그 결과 장내에서 발암물질 등 유해물질이 생성되는 것을 방지해주는 것이다.

다시마의 가장 큰 강점은 가정에서 간단히 먹을 수 있는 식품이라는 것이다. 다시마의 특효를 헛되이 만들지 않기 위해서는 조리에 신경을 써야 한다. 섬유류는 열에도 파괴되지 않으므로 국물을 낸 후의 다시마를 버리는 것은 암 예방 효과를 버리는 것이나 마찬가지이다. 하지만 다시마에는 염분을 대량으로 사용해서 가공한 것이 많으므로 과량을 사용할 때는 조심할 필요가 있다.

깔끔한 맛 파래

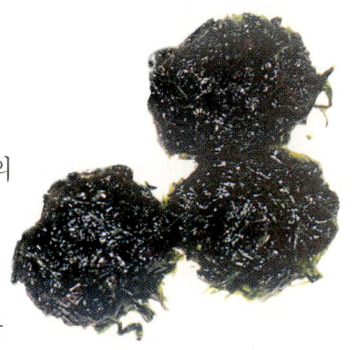

해로운 것은 알지만 끊기 어려운 것의 하나로 담배가 있다. 아무리 백해무익 이라고 떠들어대도 도무지 끊지 못하 는 걸 보면 그 중독의 힘은 미루어 짐작 이 된다.

그러나 건강을 지키는 첫걸음은 우선 담배를 끊는 것부터 시작해야 한다는 데 반론을 제기하는 사람은 없다. 암을 예방하기 위해서도 담 배는 반드시 끊어야 될 품목이다. 폐암의 발생과 밀접한 연관성을 맺 고 있기 때문이다.

또 고혈압이나 동맥경화, 심장병 등 담배가 근본적인 원인이 되는 성인병이 적지 않은 것이 사실이다.

담배의 해로움을 단절시키기 위해서는 우선 금연하는 것이 제일 좋 다. 그러나 금연이라는 게 말처럼 그리 쉽지만은 않기 때문에 동서고 금을 통하여 그에 얽힌 에피소드가 끊이지 않고 있는 것이다.

"담배를 끊을 수 없다. 아니 끊고 싶지 않다. 하지만 폐암은 무섭 다."고 하는 사람들은 그 해로움을 최소한으로 줄이기 위해 노력해야 한다. 바로 이런 점에서 권장하고 싶은 것이 해조류의 섭취이다. 그 중에서도 특히 주목할 만한 것은 파래, 김, 미역의 작용이다.

이 세 가지 해조류에는 고맙게도 담배의 해를 없애주는 작용이 있다. 담배를 끊을 수 없는 사람에게 있어서 말하자면 필수식품인 셈이다. 다른 값비싼 약품들을 돈을 주고 사먹기보다는 이 세 가지 해조류를 식사 때 자주 이용하는 것이야말로 최선의 예방책이다.

해조류가 담배의 해를 해소시켜 주는 과정을 알기 위해서는 우선 직접적인 담배의 해에 대해 알아두는 것이 필요하다. 담배의 해로움은 크게 나누어 두 가지가 있다.

첫째는 담배의 유독성분인 니코틴에 의한 것이다. 니코틴은 체내에 들어가서 식욕을 저하시키거나 동맥경화를 촉진시키거나 혈압을 상승시키거나 하여 각종 해를 일으킨다.

그러므로 담배를 피우는 사람은 니코틴의 해독작용을 생각해 두지 않으면 안 된다. 이 니코틴의 해독화를 추진하는 것이 파래에 함유되어 있는 메칠메티오닌이라는 물질인 것이다. 그러므로 담배의 첫 번째 해를 방지하기 위해서는 우선 파래를 가능한 한 많이 섭취하도록 노력해야 한다.

또 하나 담배의 해로움은 담배와 폐암과의 관계에 있다. 담배를 피우면 폐점막이 자극을 받음과 동시에 상당한 손상을 입게 된다. 이것이 거듭되어지면 이윽고는 폐암으로 발전하게 되는 것이다. 이것을 방지하기 위해서는 미리부터 점막을 보호하고 한편으로는 손상을 받아버린 점막의 재생을 위해 노력하는 것이 필요하다.

이 점막 보호 및 재생에 도움이 되는 영양소가 비타민 A이다. 담배를 피우고 있어도 비타민 A를 충분히 섭취하고 있으면 폐암은 상당히 방지할 수 있다. 담배를 좋아하는 사람에게 있어서 비타민 A는 무

196

엇보다 중요한 영양소인 것이다. 이 비타민 A는 특히 야채에 많이 들어있다. 그러니까 야채를 싫어하는 사람은 비타민 A의 섭취량이 적어지기 쉽다.

그런데 아이러니하게도 담배를 피우는 사람은 야채를 싫어하는 경우가 많다는 것이다. 즉 담배를 끊을 수 없는 사람인 데다 야채를 싫어할 경우는 상당히 곤란한 결과를 초래하기 쉽다고 말할 수 있다.

어쨌든 야채를 싫어하는 사람은 야채 이외의 식품으로부터 적극적으로 비타민 A를 섭취해야 한다. 또 야채를 잘 먹는 사람이라도 꾸준한 비타민 A 보급을 위해서 야채 이외의 것을 섭취하도록 해야 한다.

바로 그 비타민 A가 파래에 풍부하게 함유되어 있다는 것이다. 파래는 니코틴의 해를 줄이는 데에도 효과가 있으므로 폐암 예방이라고 생각하고 가능하면 듬뿍 섭취할 것을 권한다.

파래와 더불어 비타민 A가 많은 해조류는 김과 미역이다. 단, 미역의 경우는 가능하면 생미역을 섭취하는 것이 좋으며, 그렇지 않으면 급속하게 건조시켜 카로틴이 많이 남아 있는 것을 선택해야 한다. 카로틴이라는 것은 몸에 흡수되면 그 1/3의 양이 비타민 A로서 작용하는 매우 뛰어난 성분인 것이다.

밥상 위의 보약 김

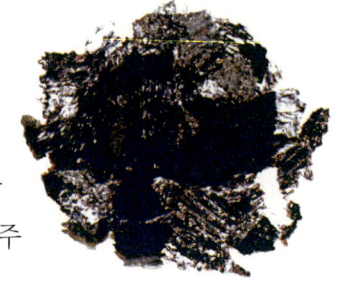

　서민들 밥상에서 단골메뉴로 등장하는 김은 그 성질이 냉하고 맛은 달고 짜며, 주로 폐에 작용을 한다.

　주요 약효는 가래를 삭이고 딱딱한 것을 흐트러뜨린다. 또 몸의 열을 내리고 이뇨작용이 있어 종양, 각기병, 부종, 임질 등에 쓰면 좋은 효과가 있다.

　현대 약리학 연구에 의하면 마른 김에는 단위 100g을 기준으로 했을 때 수분 10%, 단백질 24.5%, 지방 0.9%, 탄수화물 31%, 조섬유질 3.4%, 무기질 30.3%, 칼슘 330mg%, 인 440mg%, 철분 32mg%, 카로틴 1.23mg%, 비타민 B_1 0.44mg%, 레시틴 2.07mg%, 니코틴산 5.1mg%, 비타민 C 1mg%가 들어있는 것으로 밝혀졌다. 특히 마른 김 1kg에는 요오드가 18mg이나 함유돼 있는 것으로 드러났다.

　최근의 연구에 따르면 김, 미역, 호두, 연밥, 마늘, 말린 죽순 등 이 여섯 가지 식품에는 모두 각기 다른 정도의 돌연변이를 억제하는 작용이 있는 것으로 밝혀졌다. 따라서 이들 식품이 인류의 불치병 암을 예방하는 데 어느 정도 역할을 할 수 있을 것이라는 조심스런 기대가 모아지고 있다.

산후조리 식품의 대명사 **미 역**

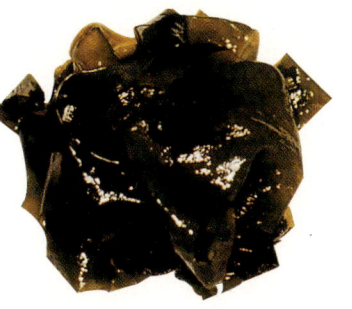

산후조리 식품의 대명사인 미역은 그 성질이 냉하고 맛은 짜며, 간장과 위장, 신경에서 작용을 한다.

미역의 주요 약효는 딱딱한 것을 풀어주고 가래와 담을 삭이며, 몸의 수분대사를 유익하게 하는 효능이 있다. 또 몸의 열을 내리고 뛰어난 항암식품으로 그 가치가 높다. 따라서 미역은 주로 각종 종양이나 결핵, 부종, 각기병 등의 치료에 효과가 있다.

현대 약리학 연구에 의하면 잎이 큰 미역과 해조류에는 조섬유질, 단백질, 질소, 지방, 무기질, 그밖에 여러 다양한 성분이 함유돼 있는 것으로 밝혀졌다. 또 비타민 B_2, 타닌, 비타민 B_{12} 등도 함유돼 있어 그야말로 균형잡힌 대표식품으로 통한다.

요오드의 함량은 다른 해조류에 비해 다소 떨어지지만 미역에는 다당류 성분과 칼륨, 요오드, 칼슘, 코발트, 불소, 비타민 C, 카로틴, 비타민 B_{12}, 아미노산, 유기산 등 다양한 영양성분이 들어있다. 이러한 미역 성분의 항암작용은 세포독과 면역계통을 거치면서 그 작용이 생성되었을 가능성이 높다.

최근의 연구에 의하면 미역에는 돌연변이를 억제하는 작용도 있는 것으로 밝혀져 미역 또한 현대인의 불치병인 암 예방에 일정한 효과를 발휘할 것으로 예상된다.

고소한 맛이 일품 모자반

모자반은 한약에서 해조라고 불리는 약재로 이용되며, 맛은 쓰고 성질은 차다.

한방에서 말하는 '영유' 즉 목 부위의 종양을 없애는 데 이용되며, 각종 종양을 삭히는 좋은 약재이다. 주로 임파선종양이나 유선암, 자궁암, 혈관암에 많이 이용된다. 모자반에는 알긴산, 만니톨 등의 성분이 들어 있으며, 모자반은 갈조식물에 속하는 데 갈조류에는 푸고즈만니톨과 페놀류가 많이 들어 있다.

실험에서 모자반의 추출물이 자궁암과 임파암세포에 억제작용을 한다는 것이 밝혀졌다. 또한 모자반에서 추출한 다당류를 흰생쥐에 10일간 복강 내 주사하였더니 사르코마-180 암세포 억제율이 93.7%에 다다랐다고 한다.

중국의 기록에 의하면 유선암에는 해조와 더불어 결명자, 여정자, 금은화, 단삼, 진피 등을 같이 이용하며, 혈관종양의 경우에는 곤포, 용골, 모려, 황청, 하고초, 단삼, 아출, 몰약, 유향 등과 같이 이용된다. 자궁암에는 곤포, 모려, 반하, 패모, 과루인, 당귀, 포황, 오령지 등과 많이 이용된다. 그 중에서도 해조는 곤포와 같이 많이 이용되어 임파선 종양, 갑상선 종양에 제일 많이 사용된다.

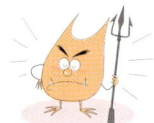
이것만은 알아두자 ①

마시는 물과 암

마시는 물과 암 발생과의 상관관계
는 일찍부터 많은 사람들이 관심을 기
울여 왔던 분야이다. 그러나 물과 암의
관계는 1950년대에 이르러서야 비로소
주목을 받기 시작했다. 미국의 한 도시
주민들에게 방광암이 유난히 많이 발
생하는 경향이 있어 20년 간의 추적
조사를 실시한 결과 얻어진 결론은 주
민들이 마시고 있는 미시시피강물과
연관이 깊다는 것이었다.

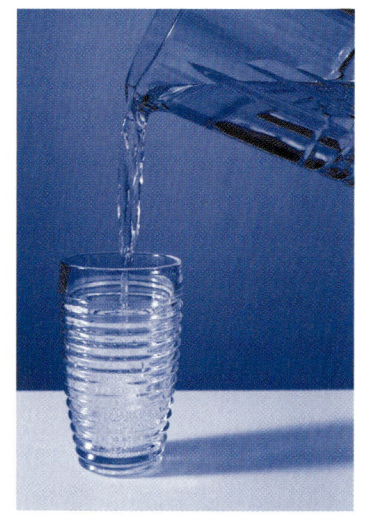

마시는 물이 암을 유발시킬 수 있을
까 하는 연구 조사에서 Kraybill은 전 세계 상수원에서 이미 2,221종
의 유기물질을 알아냈다. 마시는 물에 잔류하고 있는 것은 765종류
정도 되며, 그 중에서 발암물질로 확인된 것은 20종이고 의심되는 것

은 23종이며, 암을 촉진시키는 물질은 18종, 변종을 일으키는 것은 56종 정도 되는데, 그 중의 많은 수가 간암을 촉진시키는 물질임을 알아냈던 것이다.

그렇다면 암을 예방하기 위해서는 어떤 물을 마셔야 할까?

사실 인간에게 가장 좋은 물은 산에서 막 흘러내리는 개울물이다. 그러나 지금은 환경오염 때문에 개울물을 먹을 수 있는 여건이 되어 있지 못하다. 그렇다고 해서 지하암반수니, 미네랄워터니 하는 물들이 소위 기능성 물이라는 이름으로 고가에 판매되고 있는 현실은 대동강 물을 팔아넘긴 김선달도 웃을 일이다.

그 이유는 바로 우리 인간의 혈액 구조에 있다. 우리 인간의 혈액구조는 무기 미네랄을 흡수할 수가 없다. 유기 미네랄만 흡수가 된다. 그런데 지하암반수니 미네랄워터니 하는 물들이 가지고 있는 천 여 가지 물 성분은 대부분 무기 화합물이며, 무기 미네랄이다.

따라서 인간에게 있어서 이것은 무용지물이다. 흡수가 안 되기 때문이다. 그럼 인간에게 흡수가 되려면 어떻게 해야 할까? 동물이나 식물이 그 무기 미네랄이나 무기 화합물을 먹고 유기화시켜야 한다. 그 대안이 바로 증류수를 마시는 것이다.

그렇다면 증류수란 과연 어떤 물일까? 증류수란 한 마디로 말해 물을 끓여서 기화시킨 뒤 냉각시킨 것을 말한다. 따라서 그야말로 불순물이 전부 제거된 순수한 물이라고 할 수 있다. 무색, 무미, 무취의 완전 자연수이다.

이러한 증류수는 우리 인체 조직에 손상을 전혀 주지 않고 세포 속으로 들어갈 수 있는 물이다. 강한 용매제로 작용해 영양소를 우리 몸의 각 세포에 전달하는 역할을 한다. 또 신진대사를 도와 노폐물을 녹여 배설하는 작용을 한다. 특히 우리 몸에서 사용할 수 있는 광물질은 그대로 두고 세포에 들어가기를 거부당한 광물질은 녹여서 몸 밖으로 배설한다. 그야말로 혈액을 위한 완전한 액체이며, 신체의 여러 기관들의 기능을 원활하게 하는 액체라고 할 수 있다. 증류수를 계속 마시면 무기 미네랄, 산성체, 그리고 다른 모든 노폐물을 인체 조직에 손상을 주지 않고 분해시킬 수 있다.

☞ 증류수를 일반 가정에서 먹는 방법

증류수 기계를 사서 만들어 먹거나 이것이 어려울 때는 빗물이나 산 속에서 나는 개울물을 떠다가 끓이면 된다. 이때 한두 스푼의 소금을 넣고 끓여서 먹으면 더욱 좋다.

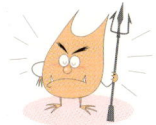

고지방 식품과 암

오늘날 비교적 많은 의학자들이 공감하고 있는 견해는 고지방음식이 결장암과 유방암의 발생을 촉진시킨다는 것이다. 전 세계적으로 각기 다른 지역, 각기 다른 국가, 각기 다른 시기에 지방 섭취량에 대한 조사를 실시한 결과 고지방 음식 지역과 국가, 그리고 사람들의 경우 결장암과 유방암의 발병이 월등히 높다는 연구 결과가 나왔기 때문이다.

따라서 지방의 섭취량, 특히 동물성 지방의 섭취량과 결장암·유방암의 발생률과 사망률은 정비례 관계를 형성하고 있다.

특히 최근 연구 보고에 의하면 결장암은 체내 콜레스테롤의 함량이 높은 것과도 연관이 깊다는 것이다. 따라서 평소 지방 함유량이 높은 음식을 먹으면 결장암을 유발할 가능성이 높아진다.

1988년에 있었던 국제 영양학 세미나에서 영국의 한 의료인은 음식과 유방암의 발생은 확실히 중요한 관계가 있다는 사실을 발표했다. 특히 음식 중의 지방 성분이 그 핵심이라고 했다.

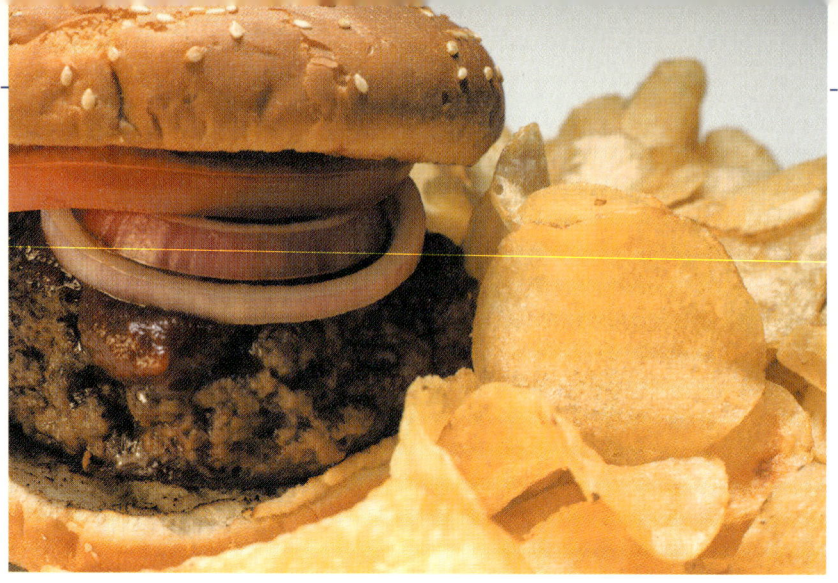

　개발도상국가의 여성과 선진국 여성들을 비교 분석한 결과가 그 근거로 제시됐다. 즉 개발도상국가의 여성들은 음식에서 지방 함량이 적기 때문에 유방암의 발병률이 낮은 반면 선진국 여성들은 음식에서 지방이 차지하는 비중이 높기 때문에 유방암의 발생률도 따라서 높다는 것이다.

　물론 유선 중 유즙 분비를 촉진하는 호르몬 함량이 높아지면 유방암에 걸릴 위험도 배가된다. 그런데 문제는 유즙 분비 촉진 호르몬은 음식 속의 지방 함량에 영향을 받고 있다는 것이다.

　따라서 유방암을 예방하기 위해서는 음식 조절도 필수적이다. 특히 식품 속의 지방 함유량을 줄임으로써 유방암의 발생을 예방해야 한다는 데 세계 의학계는 의견의 일치를 이루고 있다.

　한 연구에 따르면 전립선암도 지방 섭취와 밀접한 관련이 있다는 주장이 제기됐고 백혈병이나 백혈구 결핍증, 직장암과 난소암도 지방의 섭취와 밀접한 관련이 있는 것으로 발표되고 있다. 그만큼 각종 성인병과 지방은 밀접한 관련을 맺고 있다.

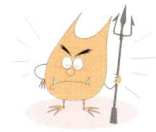

콜레스테롤과 암

콜레스테롤과 암은 도대체 어떤 관계가 있을까?

이에 대한 의문은 아직까지 확실히 다 밝혀지진 못했다. 그동안 숱한 학자들이 이 의문을 풀기 위해 노력했지만 통일된 견해를 내놓지는 못하고 있다.

어떤 학자는 콜레스테롤은 암의 발생을 촉진시킨다고 보고했다. 암 조직에서 많은 양의 콜레스테롤이 누적돼 있는 것이 발견됐으며, 또한 갈수록 빠르게 증식되는 악성 암일수록 콜레스테롤 수치가 높아졌다는 것이다. 따라서 콜레스테롤과 암은 모종의 인과관계가 있다고 주장한다.

물론 이 같은 사실만 가지고 콜레스테롤이 암을 일으킨다고 단정지어 말할 수는 없다. 그러나 한 가지 분명한 것은 있다.

암의 발생 과정에 많은 콜레스테롤이 누적된다는 것이고, 또 암의 진행과정에서 콜레스테롤이 필요하다는 사실이다.

1976년에 발표된 이론에서 한 학자는 콜레스테롤은 종양조직을 빠르게 성장하도록 촉진하는 작용이 있다고 했다. 그런 반면 일부 학자는 콜레스테롤과 암 사이에는 별로 관계가 없다는 이론을 내놓기도 했다.

심지어 콜레스테롤이 암의 발생을 감소시킨다는 주장도 있다. 미국과 스위스의 일부 학자들은 항암작용을 하는 백혈구에서 분비하는 항변이호르몬이 돌연변이를 일으키는 암세포를 죽여 혈액을 통하여 전신으로 전이되는 것을 방지한다고 발표했다. 그런데 이 같은 능력을 지닌 백혈구는 반드시 콜레스테롤이 영양 공급원이 되어야만 효율적인 암세포 식별능력과 죽이는 능력을 유지할 수가 있다는 것이다. 최근의 일부 연구에서는 저농도 혈청 콜레스테롤을 가진 사람의 경우 암 발생률, 특히 결장암의 발생률이 증가하는 것으로 나타났다고 발표했다.

그러나 최근 미국 의학자가 암 발생 전의 환자와 초기 결장암 환자의 혈청 콜레스테롤 자료를 상세하게 분석한 결과 저농도의 혈청 콜레스테롤은 암의 원인이 아니라 암의 증상이 빚어낸 결과라고 했다. 따라서 콜레스테롤이 암의 발생 과정에서 나타내는 작용은 암의 원인을 연구하는 데에 있어 새로운 연구 과제라고 할 수 있다.

제4장

내 몸에 약이 되는
항암 한약재

암을 예방하고 치료하는 항암 한약재의
효능은 인체의 면역기능을 높여주면서도
항암작용을 한다는 것이다.
따라서 체력이 항암제를 이길 수 없는
환자의 경우 한방 약재의 효과는
매우 뛰어나다. 특히 기존 항암제의
부작용을 해소시켜 주는 효능이 있어
같이 이용하면 치료 효과를 높일 수 있다.

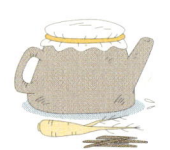

알고 먹으면 효과 2배~
항암 한약재

일반적인 상식과는 달리 한약재에도 상당히 많은 항암성분들이 존재한다. 그동안의 연구 결과 실험적인 성과가 있고, 옛 문헌에 기초한 항암약재를 정리해 보면 200여 가지가 넘는다.

그 중에는 일반적으로 많이 쓰이는 인삼 같은 약재들도 있고, 전문가들도 많이 들어보지 못한 약재들도 있다.

어찌되었든 이들 약재들은 그 항암성분이 다 다르고 한의학적으로 쓰이는 방도도 다 다르다. 그저 항암효과가 있다고 해서 무작정 복용하는 것은 위험한 일이다. 면역을 증강시켜 암세포를 억제하는 약물도 있고, 몸 안의 어혈이나 담을 없애면서 암에 작용하는 약물도 있다. 암세포 자체를 공격하는 능력이 있는 약물도 있다.

이런 약물들을 적절히 선택하여 적당한 비율로 약제를 만드는 것은 환자의 몸 상태를 잘 파악한 다음에 가능하다. 기운이 없고, 면역이 떨어져 있는데 암만을 공격하는 약을 복용하는 것은 오히려 몸을 더 쇠약하게 만들어 줄 뿐이며, 항암 약재 중에는 독성이 있는 것도 많다. 만약 기운이 없다고해서 기운을 보충하는 약만을 복용하는 것도 암세포를 더 키울 수 있는 환경을 조성할 수 있다. 그리고 한의학적 분석을 통하지 않고 약을 쓰게 되면 몸 상태가 담이 많은지, 어혈이 많은지, 열이 많은지 판단하지도 않고 약을 쓰는 결과이니, 오히려 부작용을 낳게 된다.

또한 한약재는 장기적으로 복용해야 효과를 볼 수 있으니 그때 그때 몸 상태에 따라 약물의 선택도 변화를 주어야 한다.

이런 이유들로 반드시 전문가의 조언을 구한 다음 한약재를 이용해야 할 것이다. 남에게는 도움이 되었던 약재도 나에게는 독이 될 수 있음을 명심하자.

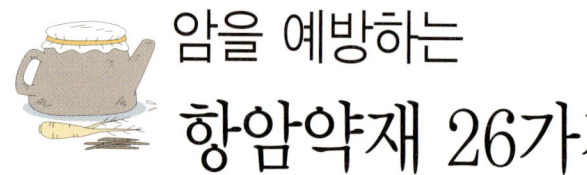

암을 예방하는
항암약재 26가지

대중적인 인기 가시오갈피

가시오갈피는 인삼과 같은 두릅나무과에 속하는 낙엽성 활엽관목으로 그 생김새가 산삼을 닮아 러시아 및 미주·유럽지역에서는 시베리아 산삼(Siberian Ginseng)이라고도 불린다.

가시오갈피는 생체의 방어기능을 증가시키며 환경의 유해한 원인에 대한 생체의 저항능력을 증가시킨다. 또한 생체에 항체를 많이 생기게 함으로써 종양 면역을 증강시킨다. 피로회복 작용도 탁월하며 백혈구 수를 증강시키기도 한다.

중국에서는 위암에 가시오갈피 추출액으로 만든 알약을 만들어 복용시키고, 방사선 치료로 인하여 백혈구가 감소된 증상에는 가시오갈피 1,530g을 하루 분량으로 이용해서 좋은 성과를 올리고 있다고 한다.

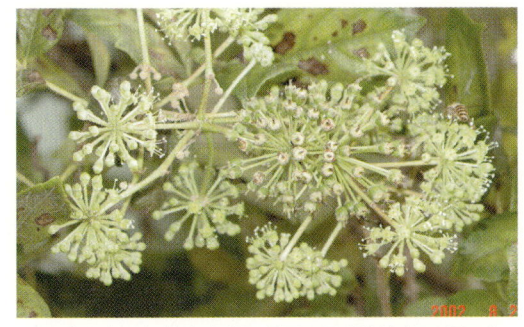

▲야생가시오갈피(사진제공 : 한국토종야생산야초연구소)

북한에서도 유선암 80례, 구강암 80례에 가시오갈피로 만든 약을 써서 일정한 효과를 보았다는 기록이 있다.

약방의 감초

약방의 감초라는 말도 있듯이 유명한 한약재 중의 하나인 감초는 예로부터 한방 약물에 꼭 들어간다고 할 만큼 치료에 널리 이용되어온 콩과식물이다.

주로 해독, 진통, 소염, 이뇨작용이 있는 것으로 알려져 있다. 맛은 달고 화평한 약물에 속하며 생으로 쓰면 화를 내리고 구워서 쓰면 속을 따뜻하게 보하는 효과가 있다.

그동안 알려진 감초의 주요 약효는 비장과 위장 기능의 허약함을 다스리고 식욕이 없는 증상을 개선한다. 또 복통이나 설사에 효과가 있고 열이 나는 증상, 심신의 손상에도 치료 효과가 있다.

가슴 두근거림을 다스리고 건망증에도 효과가 있다. 꿈이 많은 증상을 개선시키고 경기를 다스린다. 또 폐기능의 허약과 과로손상, 폐질환 기침, 목안의 통증에도 일정한 치료 효과가 있고 각종 부스럼, 약물과 음식 중독 등을 치료하기도 한다.

이러한 감초는 항암약재로도 주목을 받고 있다. 최근의 연구 결과 감초에는 사포닌, 글리시르리진, 포도당 등과 같은 단맛 성분이 함유되어 있는데, 이들 성분들이 암을 예방하는 효과를 나타내는 것으로 밝혀졌기 때문이다.

특히 감초 뿌리에 들어있는 글리시르리진 성분은 간장 기능을 크게 향상시키는 것으로 알려져 있다. 간세포의 점막을 강화하여 간세포가 파괴되지 않도록 보호하는 작용이 있기 때문이다. 이외에도 글리시르리진에는 우리 몸의 면역력을 크게 증강시키는 효과가 있어 우리 몸 스스로가 암세포에 대항할 수 있는 힘을 길러주는 작용을 한다.

한 가지 더! 감초는 양호한 진통작용을 가지고 있어서 암의 통증에 보조제로도 활용할 수 있다. 단, 약방의 감초에 비록 독성은 없지만 장기 복용하면 부종과 혈압을 야기할 수 있으니 신장병이나 혈압을 동반한 환자는 조심하여 사용해야 한다.

민간 약나무 느릅나무 뿌리껍질

약나무의 대명사로 알려진 느릅나무 뿌리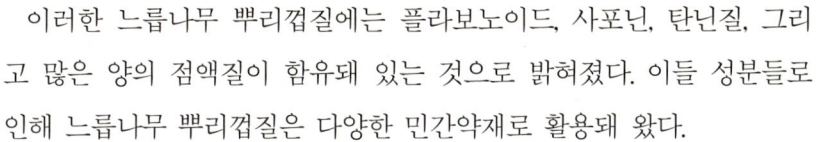
껍질은 느릅나무과에 속하는 낙엽성 교목
인 느릅나무의 뿌리껍질을 말린 것이다. 일
명 유근피楡根皮라고도 한다. 6월경에 뿌리껍질
을 벗겨낸 뒤 그늘에서 말려서 쓴다.

이러한 느릅나무 뿌리껍질에는 플라보노이드, 사포닌, 탄닌질, 그리
고 많은 양의 점액질이 함유돼 있는 것으로 밝혀졌다. 이들 성분들로
인해 느릅나무 뿌리껍질은 다양한 민간약재로 활용돼 왔다.

대표적인 약효는 바로 각종 종기나 종창 치료에 신기한 약효가 있
다는 것이다. 느릅나무 뿌리껍질을 벗겨서 입으로 씹어보면 끈끈
한 점액이 나오는데 이 점액이 바로 종기나 종창을 치료하는 약의
비밀이 숨어있는 것으로 알려져 있다.

그 뿐만이 아니다. 한방이나 민간에서는 느릅나무의 뿌리껍질을 달
여서 위염이나 위궤양 치료에 널리 활용해 왔으며, 열매와 잔가지를
위암 치료에 응용하고 있다.

옛 문헌에도 느릅나무 뿌리껍질은 종기나 종창, 악창과 각종 옹종의
치료에 쓴다는 기록이 전해지고 있어 느릅나무 뿌리껍질의 항암작용
은 앞으로 더 많은 연구가 필요하리라 본다.

〈동의보감〉에는 느릅나무 뿌리껍질의 약성에 대해 다음과 같이 기록돼 있다.

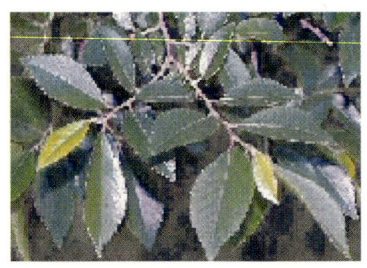
▲느릅나무(사진제공 : 한국토종야생산야초연구소)

"성질은 평하고 맛이 달며, 독이 없다. 잘 나가게 하는 작용이 있기 때문에 대·소변이 통하지 못하는 병에 주로 쓰인다. 오줌을 잘 나가게 하고 위장과 장의 나쁜 열을 없애며, 부은 것을 가라앉히고 오림을 풀리게 하며 불면증을 낫게 한다."

독특한 약효 까마중

가지과에 딸린 한해살이풀인 까마중은 어릴 적 밭 언저리나 고구마밭 잡초 속에서 까만 열매로 익던 바로 그 식물이다.

달콤하면서도 조금 독특한 맛을 내는 열매는 밭 매는 엄마 곁에서 놀던 어린 아이들의 훌륭한 간식거리이기도 했다.

까맣게 익은 열매가 중머리를 닮았다 하여 까마중이라는 이름이 붙은 이 약초는 한의학에서 용규龍葵라고 한다.

이러한 까마중은 각종 암이나 치질, 종기, 관절염, 통풍 등 다양한 분야에서 좋은 약효를 나타내는 민간약재이다.

216

그동안의 연구 결과 밝혀진 바에 의하면 까마중에는 남성호르몬인 스테로이드와 니코틴, 아스파라긴, 루틴, 사포닌, 카로틴 등이 함유돼 있는데 이들 성분들이 티푸스균, 포도알균, 녹농균, 적리균, 대장균 등 각종 균을 죽이고 염증을 삭이며 혈당을 낮추는 작용이 있는 것으로 밝혀졌기 때문이다.

중국에서 펴낸 〈중의학대사전〉에는 다음과 같이 기록돼 있다.

"암의 치료에는 신선한 까마중 전초 80g(마른 것 40g), 신선한 반지련 160g(마른 것 80g), 지치 20g을 하루 2회 달여서 복용시켜 악성포도상기태 4례를 치료했는데 모두 치유되었다. 절제수술, 화학요법, 방사선 치료까지 병용하여 자궁암, 난소암, 간장암 등 여러 예를 치료했는데 이것도 정도는 다르지만 효과를 보았다. 이 외에 까마중만을 80～120g을 달여 복용시켜 섬유 육종 1례를 치료하고 1년간 계속 관찰하였는데 재발하지 않았다."

결론적으로 말하면 까마중은 항암작용이 뛰어난 약초라고 할 수 있다.

특히 식도암, 위암, 장암을 비롯한 소화기 계통의 암과 폐암에 효과적이다. 악성포도상기태, 난소암, 융모막암, 그리고 폐암에 써도 좋다.

임파성 백혈병, 복수암, S-180, 위암세포 등의 동물실험에서 각종 암세포에 대하여 억제작용이 있는 것으로 밝혀졌다.

실제로 까마중은 한방에서 가장 많이 이용하는 항암약 중의 하나이며, 선학초·지유와 같이 이용하면 항암효과가 훨씬 더 강해진다.

특히 까마중은 암환자의 복수를 줄어들게 하는 데도 현저한 효과가 있기도 하다.

신묘한 나무 화살나무

예로부터 신묘한 나무로 알려진 화살나무는 낙엽떨기 나무로 특이하게도 잔가지에는 코르크질의 날개가 붙어있다.

그 생김새가 특이하여 귀전우鬼箭羽, 즉 귀신이 쏘는 화살, 또는 신전목神箭木이라고 불리기도 한다.

이러한 화살나무는 한방에서 보통 산후복통, 여성의 자궁출혈, 대하, 어혈, 타박상을 치료하는 약으로 많이 쓰여왔다. 또 특별한 원인 없이 시름시름 앓거나 기가 치밀어올라 생긴 병, 크게 놀라서 생긴 병을 치료하는 것으로도 이용돼 왔다.

화살나무는 혈액순환을 좋게 하고 어혈을 풀어주며, 염증을 없애주고 정신을 안정시켜 주는 약효가 뛰어나기 때문이다.

특히 화살나무는 오랜 옛날부터 민간에서 위암이나 식도암 등 각종 암 치료에 효과가 있다고 하여 널리 알려진 식물이기도 하다.

218

화살나무를 달여서 복용한 뒤 암이 나았거나 상태가 좋아졌다는 사례가 많아서 암 환자들 사이에서 많이 거론되고 있기 때문이다.

그러나 화살나무는 민간요법이나 식품처럼 가볍게 이용하면 위험한 약재이므로 전문의의 도움을 받아야 한다.

화살나무에 대한 〈동의보감〉의 기록은 다음과 같다.

"성질은 차며 맛은 쓰고 독이 없다. 사기나 헛것에 들린 것, 가위 눌린 것을 낫게 하며 뱃속에 있는 벌레를 죽인다. 월경을 통하게 하고 징가를 풀어주며 붕루, 대하, 산후어혈로 아픈 것을 멎게 하며 풍독종 風毒腫을 삭인다…"고 했다.

지붕 위의 항암제 **와송**

오래된 기와지붕 위나 깊은 산의 바위 위에서 자라는 와송은 여러해살이 풀이다.

지붕의 기와 위에서 자라는 모양이 소나무 잎이나 소나무 꽃을 닮았다고 하여 와송瓦松이라고 불리기도 한다.

이러한 와송은 위암을 비롯한 각종 암에 좋은 효과가 있는 것으로 알려지면서 민간에서 많이 응용되고 있는 항암약초이다. 한방 항암약물에서도 기본적으로 쓰이는 약재이다.

와송을 포함한 한약 실험에서 상당히 좋은 유효율을 나타냈기 때문이다. 혈액순환을 좋게 하고 열을 내리며, 출혈을 멈추게 하는 작용도 있다.

옛 의서에도 옹종을 치료하는 데 와송을 썼다는 기록이 남아있기도 하다.

〈동의학사전〉에는 와송의 약효를 다음과 같이 적고 있다.

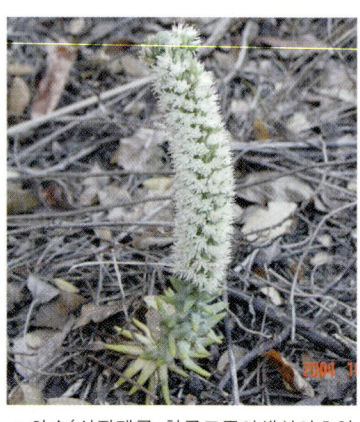
▲와송(사진제공 : 한국토종야생산야초연구소)

"맛은 시고 쓰며 성질은 서늘하다. 간경·폐경에 작용한다. 열을 내리고 독을 풀며, 피나는 것을 멈추게 한다. 습을 없애고 부은 것을 내린다. 약리실험에서 해열작용이 밝혀졌다. 피를 토하는 증상, 코피, 혈리, 학질, 옹종, 치질, 습진, 덴 데 등에 쓴다. 간염에도 쓴다."

민간요법의 대명사 으름덩굴

머루, 다래와 함께 대표적인 산과일로 알려진 으름이 열리는 으름덩굴은 우리나라에서 흔히 볼 수 있는 여러해살이 덩굴식물이다.

으름덩굴은 예로부터 민간약재로 널리 활용돼 왔는데, 소변을 잘 나오게 하는 대표적인 약재로 알려져 있다. 콩팥염이나 신장병으로 인한 부종, 신경통이나 관절염으로 인한 부종 등에 으름덩굴을 달여서 복용하면 좋은 효과가 있기 때문이다.

그것은 으름덩굴이 콩팥 사구체의 여과기능을 좋게 하고 콩팥 세뇨관에서 재흡수를 억제하는 작용이 뛰어나다는 사실과 무관하지 않다.

특히 최근에는 으름덩굴에 상당한 항암효과가 있는 것으로 알려지면서 주목을 받고 있다. 중국에서 펴낸 〈항암본초〉에 의하면 췌장암, 구강암, 임파선 종양 등에 으름덩굴이 좋은 작용을 하는 것으로 밝혀졌다.

〈동의학사전〉에는 으름덩굴에 대해 다음과 같이 적혀 있다.

"맛은 맵고 달며 성질은 평하다. 심포경, 소장경, 방광경에 작용한다. 열을 내리고 오줌을 잘 누게 하며 달거리를 잘 통하게 하고 젖이 잘 나오게 한다. 약리실험에서 이뇨작용, 강심작용, 혈압을 높이는 작용, 염증을 없애는 작용, 위액 분비를 억제하는 작용 등이 밝혀졌다. 여러 가지 원인으로 잘 붓는 데, 소변장애, 임증, 젖부족, 달거리가 없는 데, 열이 나면서 가슴이 답답한 데, 부스럼 등에 쓴다."

특히 으름은 위암과 간암에 주로 이용하며, 간경화가 간암으로 진행되지 않도록 간을 보호할 목적으로도 많이 쓰인다.

산속의 항암제 꾸지뽕나무

　예로부터 신선들이 먹는 선식에 반드시 들어갔던
약나무인 꾸지뽕나무는 뽕나무과에 딸린 작은 키나무이다.
　이러한 꾸지뽕나무는 잎, 뿌리, 열매 등 어느 것 하나 버릴
것이 없다. 다양한 질병에 놀라운 효과를 나타내는 그야말로 산약
초의 대명사라고 할 수 있다.
　일례로 음식을 많이 먹어서 생긴 소화장애나 냉기와 습기로 인한
중풍, 암이나 종기, 각종 피부병 등 실로 그 약효가 미치지 않는 데가
별로 없을 정도이다.
　이 모든 효능들은 꾸지뽕나무의 약효가 우리 몸의 혈액순환을 원활
히 해주고 피를 맑게 해주기 때문이다. 이로 인해 꾸지뽕나무는 현대
인의 성인병을 예방하는 최고의 약나무라고 할 수 있다. 특히 뛰어난
항암효과로 주목을 받고 있다.
　실제로 중국에서의 실험 결과 자궁경부암, 사르코마 -180 암세포, 복
수암세포 등에 대해 일정하게 증
식·억제작용이 있는 것으로 나
타났던 것이다.
　또 통증을 억제하는 효과, 황색
포도상구균을 비롯한 각종 세균
의 증식을 억제하는 효과도 있는

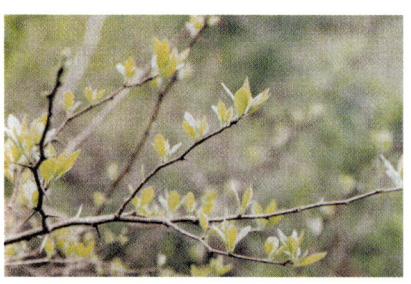

▲꾸지뽕나무

것으로 밝혀졌다.

따라서 꾸지뽕나무는 식도암, 위암, 결장암, 직장암 같은 소화기관의 암에 좋은 효과가 있으며, 자궁암과 난소암에도 활용하면 좋다.

특히 중국에서는 화학요법이나 방사선요법을 쓸 수 없는 말기암 환자들에게 활용하여 좋은 효과를 보고 있는 것으로 전해지고 있다.

☞ 이렇게 활용하세요!

꾸지뽕나무 뿌리즙 활용법
꾸지뽕나무 뿌리를 적당한 크기로 자른 뒤 검은콩과 함께 솥에 넣고 4~5시간 푹 삶는다. 이때 물은 재료의 약 20배 정도가 적당하다. 약한 불에서 오랫동안 푹 끓인 뒤 그 즙을 차처럼 마시면 각종 암 치료에 좋은 효과가 있다. 특히 이 즙은 관상동맥경화나 동맥경화, 고혈압, 오십견 등에도 놀라운 효과가 있다. 특히 마비를 풀어주는 작용을 하기도 한다.

인동덩굴의 꽃 금은화

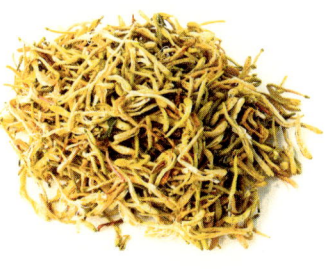

금은화는 인동덩굴의 꽃이다. 꽃봉오리와 잎, 덩굴을 약으로 쓴다.
실험 결과 세균증식을 억제하고, 소염진통작용, 이뇨, 항암작용, 항

바이러스 작용이 강하다는 것이 밝혀졌다. 특히 종양의 전이 예방에 효과적인데 민들레, 백화사설초와 더불어 항암작용이 있는 대표적인 약물이다. 면역기능을 향상시키는 황기와 배합하면 효과가 더욱 좋고, 장기복용도 가능하다. 비인암, 자궁경부암, 유방암에 특히 효과적이다.

금은화는 민간에서도 암 치료약으로 흔히 써온 약물이다. 물에 달여서 차처럼 마시면 위암이나 폐암이 호전되기도 하며, 오랜 옛날부터 종기나 종창 같은 곪는 병에 특효약으로 써왔다.

〈항암본초〉에는 금은화가 복수암 세포에 대한 억제작용이 있고, 비인암, 유선암, 자궁경부암 등에 민들레, 회화나무꽃, 전갈, 벌집같은 약재와 함께 쓴다고 했다. 또한 전염성 간염에도 효과가 좋다.

민들레의 다른 이름 포공영

국화과의 민들레를 말하는 것이다. 성질이 차고, 독은 없으며 쓰고 단맛이 난다. 해열, 해독, 이뇨작용을 하며 각종 종기 치료에 필수적으로 사용되는 약재이다. 봄에 꽃이 필 무렵 채취하여 사용한다.

주성분은 스테롤, 콜린 등이며 급성 유선염, 급성 결막염, 급성 편도선염, 급성 기관지염, 위염, 간염, 담낭염, 요도염 등에 효과적이다. 임상에서는 모든 종양치료에 응용되며, 화학요법 중에 발생되는 염증의 치료에도 이용된다.

　실험적으로 인체의 이식성 폐암세포에 대하여 뚜렷한 억제작용을 보여주고 있으며, 민들레의 다당류는 항암능력을 조절해 줄 수 있는 면역촉진제가 된다고 한다. 만성림프성백혈병에는 생지황, 반지련, 금은화, 당귀, 현삼, 고삼, 천문동, 맥문동 등과 같이 사용하고, 위암에는 향부자, 반변련, 백화사설초, 적작약, 지실, 목향, 오약 등과 같이 이용한다.

　유선암의 경우 당귀, 과루인, 몰약, 유향, 감초 등과 이용하면 좋고, 이외에도 각종 암에 금은화와 같이 쓰이는 경우가 흔하다. 포공영과 금은화는 모두 옹종을 삭이고 염증을 제거하는 약물이지만 금은화가 더 활용범위가 넓고 효능이 좋다. 하지만 금은화는 포공영과 같이 이용할 때 효능이 더 커진다.

간암의 왕초 인진쑥

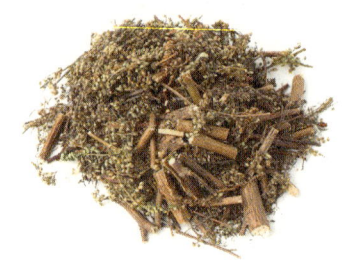

국화과에 속한 여러해살이 풀인 인진
쑥은 사철쑥을 말한다.

이러한 인진쑥은 일명 '황달의 명약'으로 꼽힌다.
이담작용이 뛰어나 담즙이 많이 나오게 하는 동시에 담즙 속의 덩어
리와 콜산, 빌리루빈을 밖으로 배출하여 간을 깨끗하게 하는 약효가
있기 때문이다.

그래서 인진쑥은 예로부터 간을 이롭게 하는 약초로 자자한 명성을
이어왔다. 우리나라 어디서나 나는데 봄철에 한 뼘쯤 자란 것이 약효
가 제일 좋은 것으로 알려져 있다. 이를 베어다가 말려서 약으로 쓰면
된다.

특히 인진쑥은 발암물질을 억제하는 힘도 매우 강해서 최근들어 항
암제로서도 관심을 모으고 있다.

현대 약리학 연구에 의하면 인진쑥의 주요 성분인 쿠마린, 클로로
겐산과 카페인, 그리고 정유성분 등이 발암물질의 작용을 억제한
다는 연구 결과가 보고돼 있기 때문이다.

그 뿐만이 아니다. 인진쑥은 혈압을 낮추고 열을 내리는 작용도 하
며, 각종 바이러스를 죽이는 힘도 강하다. 약리실험 결과 간보호 작용,

담즙분비 작용, 이뇨작용, 해열작용이 있는 것으로 입증되기도 했다.

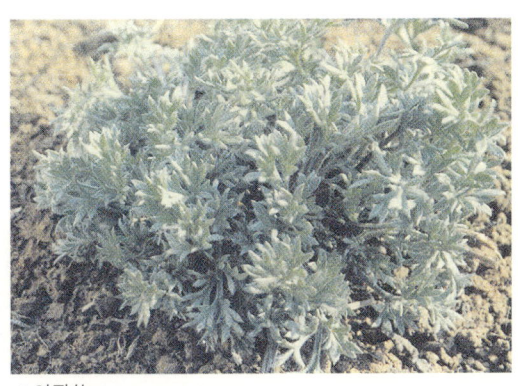

▲인진쑥

이러한 인진쑥의 약효에 대해 〈동의학사전〉에는 다음과 같이 적혀 있다.

"맛은 쓰고 매우며 성질은 차다. 열을 내리고 습을 없애며, 오줌을 잘 누게 한다. 약리실험 결과 담즙 분비 촉진작용, 이뇨작용, 해열작용 등이 있는 것으로 밝혀졌다. 따라서 인진쑥은 황달이나 급·만성간염, 위염, 소변장애 등에 활용한다."고 했다.

만약 원발성 간암일 경우 인진쑥과 치자, 삼릉, 봉출, 천산갑, 울금, 지각 등의 약재와 같이 활용하면 좋은 효과를 볼 수 있다.

깽깽이풀 **황 련**

황련은 미나리아재비과에 속한 깽깽이풀의 뿌리줄기이다. 뿌리의 빛깔이 노랗기 때문에 황련이라고 한다. 약물의 성질은 차고 쓴맛이 난다.

황련은 열을 내리고 독을 풀며 염증을 없애는 약재로 유명하다.

황련의 유효성분 중의 하나인 오고닌(Wogonin)의 약리실험과 임상에서 강한 항암 활성작용이 있음이 밝혀졌다. 이 물질은 체외실험에서 백혈병 암세포에 대해 억제작용이 있다고 증명되었다.

황련에는 또 '베르베린', '콥티신' 등의 물질이 함유되어 있어 세균성이질, 폐결핵, 궤양성 결장염, 고혈압 등에 효과적이다. 특히 베르베린이라는 물질은 항균, 진정, 동맥경화 예방, 소

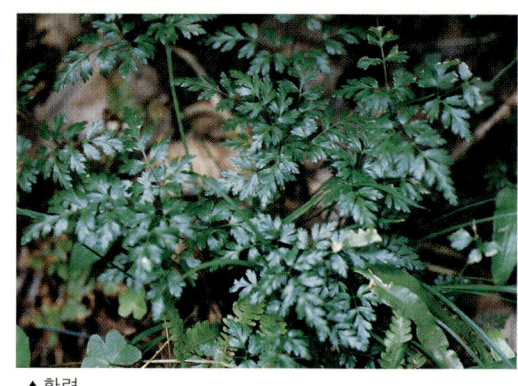

▲황련

염, 담즙 분비촉진, 췌장액 분비촉진 등의 작용을 하는 것으로 밝혀졌다. 임상에서 모든 암에 활용된다. 특히 암성 발열에 효과적이다.

〈동의학사전〉에는 황련을 이렇게 설명하고 있다.

"맛은 쓰고 성질은 차다. 심경, 위경, 간경, 담경, 대장경에 작용한다. 열을 내리고 습을 없애며 독을 푼다. 약리실험에서 칸디다균과 일련의 피부사상균에 대한 억균작용을 나타낸다. 가슴이 답답하고 잠을 자지 못하는 데, 습열 설사, 이질, 위열로 인한 구토, 간화로 눈이 충혈되면서 붓고 아픈 데, 옹종, 입안의 염증, 혈열로 피를 토하는 증상, 코피 등에 사용한다. 쓴맛을 이용하여 건위약으로 쓴다."

여뀌과의 여러해살이풀 호장근

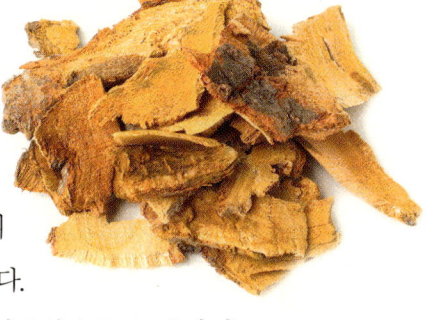

호장근은 여뀌과에 딸린 여러해살이 풀의 뿌리이다. 호장근은 소변을 잘 나가게 하고 뱃속의 덩어리를 없애며 여성의 생리를 잘 통하게 하는 약으로 쓰인다. 약간의 설사작용도 있어서 변비 치료약으로도 쓰이며, 방광염, 황달에도 사용한다. 또한 항균작용, 소염작용이 강하므로 종양 치료에도 많이 이용되고 있다.

호장근의 주성분 중 에모딘(Emodin)과 크리소파놀(Chrysophanol)에서 항암 활성작용이 있다는 것이 밝혀졌다. 또 실험을 통하여 호장근을 달인 물이 복수암 세포를 68% 억제하는 것으로 드러났다. 특히 방사선 치료 후 백혈구 수치가 낮아지는 경우 호장근과 계혈등, 당귀 등을 같이 이용하면 효과가 좋다.

〈동의보감〉에는 호장근의 약성에 대해 다음과 같이 적혀 있다.

"성질은 약간 따뜻하고 맛은 쓰며 독이 없다. 몰려 있는 피와 응어리를 풀어주고, 월경을 잘 통하게 한다. 해산 뒤의 오로惡血를 잘 나가게 하고 고름을 빨아낸다. 창절, 옹독과 다쳐서 생긴 어혈에 주로 쓰며 오줌을 잘 나가게 하고 오림을 낫게 한다."

우아한 약효 백합

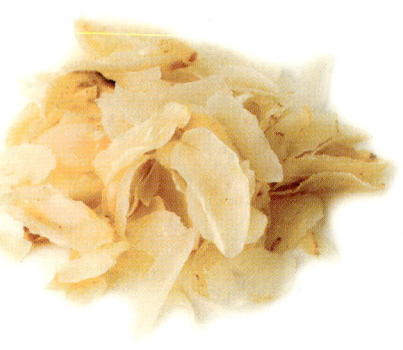

우아한 꽃이 아름다운 백합은 신선한 줄기와 뿌리를 약재로 쓰는데, 그 성질은 평범하고 맛은 달며 약간 쓴맛이 난다. 주로 심장과 폐에서 효능을 발휘한다.

주요 약효는 폐 기능을 좋게 하고 기침을 멎게 하며 심신을 안정시키는 효과가 뛰어나다. 최근 들어서 백합의 항암작용은 큰 관심을 모으고 있다.

> 백합은 폐암이나 유선암, 직장암의 하혈증에 이용하며, 실험결과 자궁경부암, 사르코마-180 암세포에 대해서도 억제작용을 보였다.

오래된 기침에 효과가 있고, 기침에 피가 섞여 나오거나 열병을 앓은 후 열이 남아있을 때 응용하면 좋은 약효를 기대할 수 있다. 또 속이 답답하거나 놀란 감정, 의식이 흐릿해지는 증상, 각기병과 부종, 종양 등에 활용하면 좋다.

현대 약리학 연구에 의하면 백합에는 여러 종류의 알칼로이드와 전분, 단백질, 지방 등이 함유돼 있는 것으로 밝혀졌다. 또 백합에서 추출한 물질은 암을 유발시키는 황곡 곰팡이 독소 B_1이 유도하는 돌연변이 물질을 강력히 억제하는 작용이 있어 간암을 예방하는 것으로 알려져 있다.

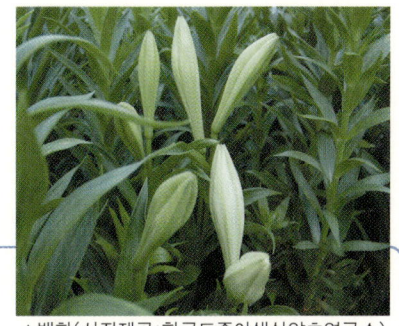
▲백합(사진제공 : 한국토종야생산약초연구소)

☞ 이렇게 활용하세요!

▶ **간암 발병률이 높은 지역이나 가족력이 있을 때**
- 백합을 즐겨 먹으면 일정 부분 예방과 치료의 효과가 있다.

▶ **폐 기능 허약과 기침, 가래가 심할 때**
- 신선한 백합 100g을 준비하여 그 껍질을 제거하고 물로 푹 달여서 설탕을 조금 넣어 하루 한 잔씩 먹는다. 이 처방은 특히 폐암 환자에게 좋다.

▶ **가슴 속이 답답하고 잠을 잘 이루지 못할 때**
- 백합 100g과 연밥 25g을 함께 넣고 물로 푹 달여서 그 즙을 먹는다. 이 처방은 공연히 짜증이 나는 증상에도 효과적이다.

약재의 대명사 인삼

현대과학이 밝혀낸 인삼의 효능(사포닌 대사물)은 거의 만병통치약 수준이다.

암, 당뇨병, 남성기능 향상, 고혈압, 동맥경화, 치매, 혈액순환 개선,

골다공증 예방, 노화방지, 두뇌활동 촉진, 간장보호, 위장병, 면역기능 증가, 갱년기장애, 여성 피부미용 등에 좋은 것으로 알려져 있다.

특히 항암제보다 더 강한 항암작용을 하면서도 전혀 부작용이 없다는 연구결과가 많이 발표돼 있다. 주요 기능은 암세포의 신생을 억제하고, 암세포 자살을 유도하며, 전이를 억제하는 작용을 하는 것으로 밝혀졌다.

인삼에 대한 실험결과를 몇 가지 살펴보면 자궁경부암에 대하여 95%이상의 억제율을 보였고, 쥐실험에서 백혈병에 인삼 추출물을 주사한 결과 99%의 치료효율을 얻었다고 한다.

인삼의 성분 중 특히 강한 항암효과를 나타내는 사포닌대사물만을 추출하면 생물합성과정을 촉진시켜서 생체의 면역력을 증강시키기 때문에 암 치료의 보조역할을 할 것으로 기대된다.

식도암이나 위암, 폐암, 자궁암, 유선암에 많이 이용되며 황기와 영지를 같이 이용하면 더욱 암세포 억제율이 상승된다고 한다.

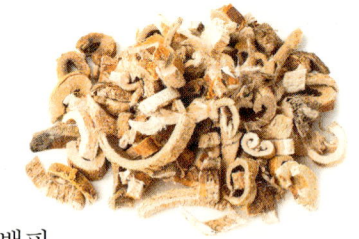

뽕나무의 껍질 상백피

상백피는 뽕나무의 뿌리 껍질로 상근백피

桑根白皮라고도 부른다. 열매를 오디라고 하여 자양 강장약으로 쓰고 잎은 당뇨병과 고혈압 치료에 쓴다.

상백피는 갖가지 암에 치료약으로 이용되지만 폐암, 식도암, 위암에 주로 이용된다.

흰생쥐를 이용한 실험에서 뽕나무 뿌리껍질 달인 물의 복수암에 대한 억제율이 51.8%였고 체외 실험에서는 JTC-26암세포에 대한 억제율이 70~90%까지도 나왔다고 한다.

〈동의학사전〉에는 상백피의 약성에 대해 다음과 같이 적혀 있다.

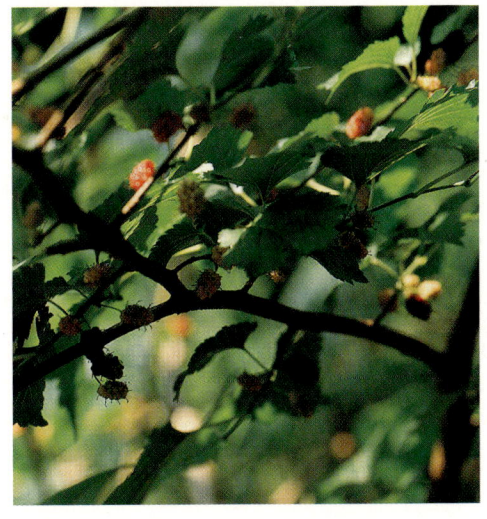
▲뽕나무

"맛은 달고 성질은 차다. 폐경에 작용한다. 폐열을 내리고 기침을 멈추며 숨찬 증세를 낫게 하고 오줌을 잘 누게 한다. 약리실험에서 혈압 낮춤작용, 가래 삭임작용, 이뇨작용, 살균작용 등이 밝혀졌다. 폐열로 기침이 나고 숨이 찬 증상이나 가래에 피가 섞여 있을 때, 붓는 데, 소변 불리, 고혈압 등에 쓴다. 기관지 천식, 기관지염에도 쓴다."

뼈 튼튼 항암제 홍화

홍화는 국화과 식물인 홍화의 꽃을 말린 것으로 일명 '잇꽃'이라고 부른다. 그 성질은 덥고 매운 맛이 난다.

홍화의 주요 약효는 혈액순환을 촉진하고 어혈을 제거하며 월경을 원활하게 소통시키는 작용을 한다.

따라서 홍화는 월경이 줄어들거나 또는 아예 없거나, 산후 어혈로 인한 복통 등의 치료에 응용하면 좋은 효과가 있다. 또 어혈이 적체되어 빚어진 통증이나 관절의 시큰한 통증 등에도 응용하면 좋다.

홍화의 씨에는 20~30%의 기름이 들어있는데, 기름에 리놀산이 70% 넘게 들어있어 동맥경화를 예방하고 치료하는 데 좋은 효과가 있다.

특히 씨껍질에는 칼슘과 칼륨을 비롯한 각종 미량 원소들이 많이 들어있고, 골절이나 골다공증 같은 뼈질환에 특별한 효과를 나타낸다는 것이 밝혀졌다.

또 한 가지 주목하자!

홍화는 특히 상당한 항암효과가 있는 것으로 밝혀져 주목을 받고 있다. 중국의 상민의가 쓴 〈항암본초〉에는 홍화 달인 물이 JTC-26암세포를 90% 이상 억제하고, 사르코마 -180 암세포, 백혈병 세포에 대한 억제작용도 있는 것으로 보고돼 있다.

234

자궁경부암에는 와송과 같이 외용약으로도 이용되며, 식도암에는 단삼, 적작약, 생지황, 당귀, 계혈등, 천궁 등과 같이 이용한다. 급성임파성백혈병으로 피부가 붓고 염증이 생기는 증상에 유향, 몰약, 치자 등과 같이 이용하면 좋고, 췌장암에 도인, 삼릉, 포황, 오령지, 황련, 황백, 오약, 현호색, 계내금, 당귀, 천산갑 등과 같이 이용하면 효과가 좋다는 보고가 있다. 각종 암증에 모두 쓸 수 있으며, 장기 복용해도 무방한 좋은 약재이다.

홍화에 대한 〈동의보감〉의 기록을 살펴보면 다음과 같다.

"성질은 따뜻하고 맛은 매우며 독이 없다. 해산 후에 혈훈血暈과 뱃속의 궂은 피惡血가 다 나가지 못하여 쥐어짜듯이 배가 아픈 증상과 태아가 뱃속에서 죽은 데 쓴다. 약으로 쓸 때 소량이면 심心에 들어가서 양혈養血하고 많이 쓰면 피를 헤친다. 또 많이 쓰면 파혈破血하고 적게 쓰면 보혈補血한다고 한다."

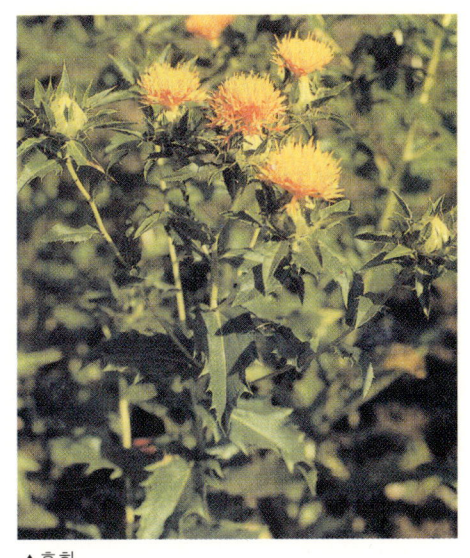

▲홍화

여성을 위한 약재 익모초

꿀풀과 식물인 익모초의 지상부분을 말린 것으로 그 성질은 약간 냉하고 맛은 매우면서 약간 쓰다.

이러한 익모초는 어머니들에게 좋은 약초라 하여 익모초란 이름이 붙여졌다. 그런 탓에 익모초는 각종 여성병에 뛰어난 효능이 있다.

주요 약효는 혈액순환을 촉진하고 어혈을 제거하며 인체의 수분대사를 조절하여 부종을 해소하는 효능이 있다.

또한 월경불순이나 월경통, 산후 하혈에 좋은 효과가 있으며, 어혈이 정체되어 생긴 복통이나 타박상에도 적용하면 좋다.

따라서 익모초는 여성들의 산전·산후 보약으로 쓰면 아주 좋다.

특히 최근들어서는 익모초의 항암작용에 대해서도 연구가 활발히 진행되고 있는 중이다.

중국에서 행해진 실험 결과 유방암에 익모초를 진하게 달여서 그 즙으로 자주 씻으면 좋다는 연구 결과가 발표돼 있고, 자궁암에 익모초를 달여 하루 세 번으로 나누어 복용하면 유효하다는 기록도 있다.

〈동의학사전〉에서는 익모초의 약성을 이렇게 적고 있다.

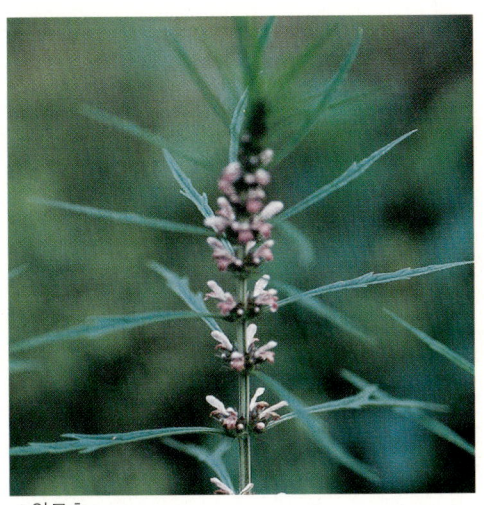

▲익모초

"맛은 맵고 쓰며 성질은 약간 차다. 간경, 심포경에 작용한다. 피를 잘 돌게 하고, 어혈을 없애며 월경을 고르게 한다. 또한 오줌을 잘 누게 하고 독을 푼다. 약리실험에서 알칼로이드 성분이 자궁을 수축하고 중추신경 계통, 특히 호흡중추 흥분 작용, 강심·이뇨작용, 혈압 낮춤 작용, 장활평근 이완작용을 나타낸다는 것이 밝혀졌다. 월경이 고르지 않는 데, 산후 복통, 월경과다 증상, 자궁출혈, 고혈압, 동맥경화증, 심근염에도 쓰며 해산·진통 촉진제로도 쓴다."

대표적인 위장약 백출

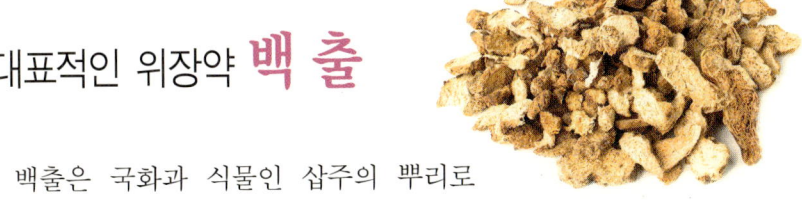

백출은 국화과 식물인 삽주의 뿌리로 그 성질은 덥고 맛은 쓰면서 달다.

이러한 백출의 주요 약효는 기를 북돋아주고 비장을 튼튼하게 한다는 것이다. 또 몸의 습을 건조하게 하면서 수분대사를 돕고 부종을 해소하며 땀을 멎게 하는 효능이 있기도 하다.

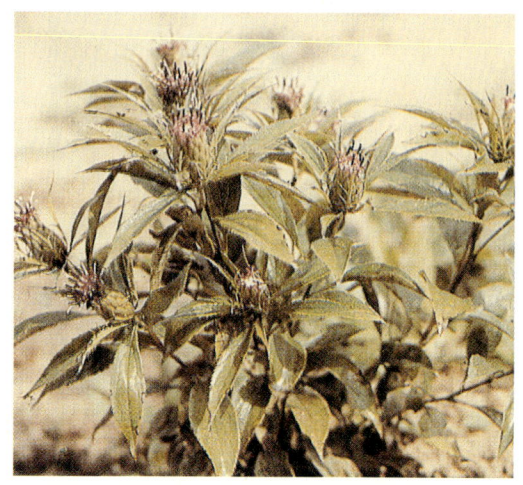
▲백출

따라서 백출은 비장과 위장의 허약증세를 다스리고 헛배가 부르고 권태로우며 기력이 없고 설사가 나는 증상에 응용하면 좋다.

무엇보다 한의학에서는 비장을 후천의 근본으로 삼고 있다. 따라서 비장이 건강하면 무병장수할 수 있다고 했다. 그래서 예로부터 비장을 튼튼하게 하는 백출은 최고의 보약재로 평가받고 있다.

특히 백출은 항암약재로서도 높은 가치를 인정받고 있다. 중국에서 행해진 실험 결과 백출 달인 물이 흰생쥐의 사르코마-180 암세포에 대해 32.1%의 억제효과가 있는 것으로 밝혀졌기 때문이다.

〈동의보감〉에는 백출의 약효에 대해 다음과 같이 적고 있다.

"성질은 따뜻하고 맛은 쓰며 달고 독이 없다. 비위를 든든하게 하고 설사를 멎게 하며 습을 없앤다. 또한 소화를 시키고 땀을 멎게 하며 명치 밑이 몹시 그득한 것과 곽란으로 토하고 설사하는 것이 멎지 않는 것을 치료한다. 허리와 배꼽 사이의 혈을 잘 돌게 하며 위가 허냉하여 생긴 이질을 낫게 한다."고 했다.

소나무의 선물 **복 령**

베어낸 지 여러 해 지난 소나무
의 뿌리에 기생하여 혹처럼 크게 자
라는 복령은 그 성질이 평온하고 달며 싱거
운 맛이 난다.

주요 약효는 인체내 수분대사가 원활히 이루어지도록 하고 비장을
튼튼하게 하며 중초를 조화롭게 하여 심신을 안정시키는 약효를 가지
고 있다.

따라서 복령은 평소 소변이 잘 안 나오고 부종이 있으며 입맛이 없
을 때 응용하면 좋은 효과를 볼 수 있다. 특히 가슴이 두근거리고 불
면증이 있는 증상을 개선하기도 한다.

복령에 대한 현대 약리학적 연구는 비교적 활발하게 이루어지고 있
는 실정이다. 그동안의 연구 결과에 의하면 복령은 이뇨작용이 있고
혈당 수치를 내리며 균을 억제하면서 인체내 면역기능을 강화하는 효
능이 있는 것으로 드러나고 있다.

복령에는 또 인체 내의 항노쇠 과정에 직접적으로 참여하는 중요한
물질인 레시틴이 함유돼 있는 것으로 밝혀졌다.

특히 생명활동에 필수적인 단백질과 포도당, 무기질, 그리고 체질을
강화시켜 병에 대해 저항하는 다당성분도 함유돼 있는 것으로 드러나
복령은 곧 건강 장수를 가능케 하는 최고의 약재로 평가받고 있다.

한 가지 더!

복령에는 상당한 항암 활성 물질이 함유돼 있는 것으로 밝혀져 주
목을 끌고 있기도 하다. 중국에서는 복령, 단피, 도인, 작약을 함께
달인 약물로 자궁근육암 100례를 치료한 결과 46례는 종양이 많
이 없어지고 34례는 반 이상 줄어들었다고 보고한 바 있다.

유선암에는 복령과 황기, 청피, 인삼, 천궁, 시호, 감초, 당귀 등과 함
께 이용하면 좋고, 위암에는 복령과 인삼, 백출, 반하, 진피 등과 함께
이용하면 좋다.

나리과의 여러해살이 풀 천문동

천문동은 나리과에 딸린 여러해살이
풀의 뿌리로, 자양 강장약으로 많이
쓰는 한약재이다.

주요 약효는 폐를 튼튼하게 하고 피부
를 곱게 한다. 대·소변을 잘 통하게 하고, 염증을 없애며 균을 죽이는
등의 작용을 한다. 또한 방사선 치료에 대한 보호작용이 강하여 방사
선 치료 후의 폐렴이나 폐섬유화에 꼭 필요한 약재이다. 최근 연구에

서는 항암작용도 상당한 것으로 밝혀
졌다.

중국 강서성 소주에서는 천문동을
유방암, 폐암, 식도암, 위암 등에 화학
요법과 같이 써서 치료하여 119명의
환자 가운데 단기치유 48례, 현저한
효과를 본 것이 25례, 약간 효과를 본
것이 27례, 효과를 못 본 것이 19례로
총 유효율이 84%였다고 발표했다.

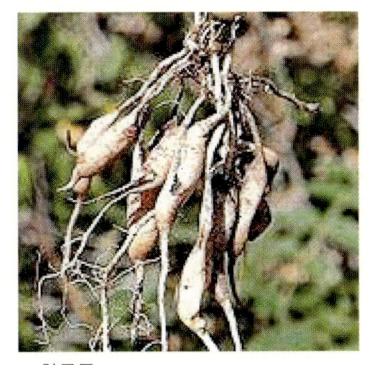
▲천문동

천문동은 특히 유선암에 일정한 효과가 있는데, 유방 소엽이 증식된
때에는 종양의 크기에 상관없이 효과가 빨리 나타났다. 52례의 유선
소엽 증식 및 유선종양 환자를 천문동으로 치료한 결과 30례가 완전
히 나았고, 16례에서 뚜렷한 효과를 보았으며, 5례에서 일정한 효과를
보았다고 한다. 그러나 넓게 전이된 말기 유선암 때에는 효과가 없는
것으로 나타났다.

너삼뿌리 고 삼

너삼뿌리라고 불리는 고삼은 차가운 성질
을 지니며 독성은 없고 맛은 쓰다. 고삼은 특히 대장암에 좋고, 자궁

암이나 악성임파종, 간암에
활용된다.

주요 효능으로는 암환자
에게서 나타나는 전신 증상
을 없애고, 식욕을 좋게 해
준다. 또 백혈구 수를 증강
시키며 종양의 자라는 속도
를 억제해준다. 하지만 차
가운 성질이므로 대변이 묽
거나 설사를 자주 하는 사
람에게는 적합하지 않다.

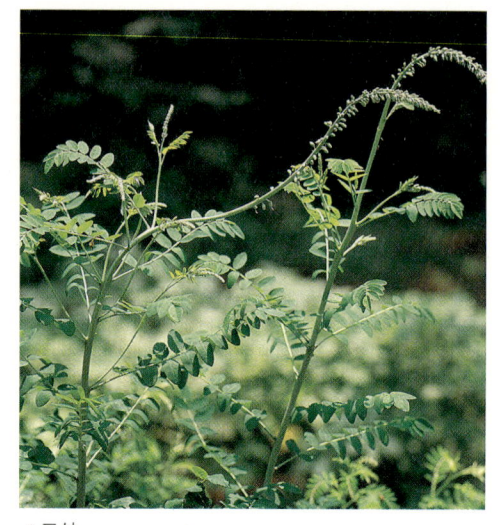

▲고삼

권백이라 부르는 약재 부처손

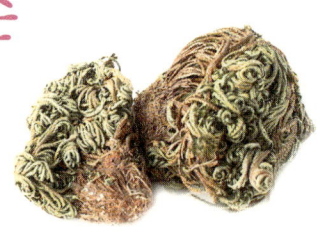

한방에서 권백이라고 부르는 약재인데,
전체를 약으로 쓴다. 성질이 따뜻하고 맛
은 매우며 독은 없다.

임상실험 보고에 의하면 크기가 작은 암종에 대해 보다 효과가 좋
았다고 한다. 또한 흰생쥐의 복수암에 투여한 결과 억제작용을 나타내
었고, 생명연장 효과도 보였다고 한다.

242

식도암, 간암, 위암, 폐암,
자궁암 등에 응용된다.
폐암의 경우 백화사설
초와 같이 응용하면 좋
고 간암의 경우 천산갑,
복령 등과 같이 이용하면 효
과가 증진된다.

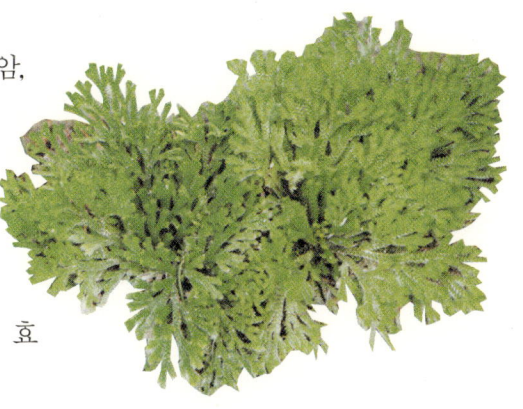

부처손은 방사선 치료에 민감하게 반응하는 모든 종양에 치료효
과를 발휘하며, 종양을 축소시키고 부작용을 감소시키는 작용을
한다. 화학요법이나 방사선요법과 같이 이용하면 치료시간이 단축
되며, 종양의 축소를 촉진할 수 있다. 화학요법과 방사선요법의 부
작용에도 효과가 좋다.

수염가래꽃 반변련

민간에서 말하는 수염가래꽃을
말하는 것인데, 한의학에서 대표적인
항암약물로 쓰이는 약재이다. 성질이 차고 독은 없으며 맵고 쓴맛이
있다.

동물실험의 전자현미경 검사에서 종양세포를 억제하고, 해독작용을 하며 생체의 면역력을 높이는 작용이 있는 것으로 증명되었다.

임상에서는 신장암, 위암, 간암 등에 활용한다. 간암에는 채송화와 같이 응용하는 것이 좋고, 암 말기에 복부 전이로 복수가 차는 증상에는 율무, 채송화, 까마중, 단삼, 택사, 감초 등과 같이 이용하면 좋다.

이 약재는 방사선치료 후 국소적 혹은 전신으로 열감이 있거나 입이 마르는 증상이 있을 경우에는 쓰지 못한다.

채송화를 말린 약재 **반지련**

꿀풀과 황금속의 채송화를 말려서 약재로 이용한다. 알칼로이드와 플라본이 들어 있으며 반변련과 더불어 대표적인 한방 항암약재로 쓰인다. 그 성질이 차고, 독이 없으며 약간 쓴맛이 난다.

각종 실험결과 혈액순환을 돕고 항암효과가 좋다는 것이 입증되어 최근 가장 널리 사용되는 한방약물이다. 체외실험에서 JTC-26 암세포에 대한 억제율이 90% 이상이라고 하며, 체내 실험 결과 흰생쥐의 사르코마-180 암세포, 복수암세포 등에 대해서 강한 억제작용을 보였다. 특히 백혈병 혈세포에 대하여 75% 이상의 억제율을 가지고 있다고 한다.

주로 자궁암, 간암, 위암, 식도암, 직장암, 유방암, 폐암 등에 활용한다. 난소암에는 까마중, 백영, 별갑 등과 같이 이용하고, 위암에는 백모근과 같이 이용하면 좋다. 유방암에는 국화, 당귀, 천산갑, 전갈, 지네 등과 같이 사용하며 직장암에는 패장초, 의인, 금은화, 백두옹, 고삼 등과 같이 이용하면 효과가 증대된다.

대중적인 항암제 백화사설초

백화사설초는 꼭두서니과 식물인 백운초이다. 고서에는 별 기록이 없는 약초이지만, 현재 이용되고 있는 약재 중 내표적인 한방 항암약물이다. 성질이 차고 독이 없으며 약간 쓰면서도 단맛이 난다.

주요 효능은 해열, 해독, 소염, 진통작용이 좋으며, 소변을 이롭게 하고, 혈액순환을 원활하게 한다.

백화사설초는 악성림프종, 위암, 직장암, 자궁경부암, 유방암 등에 두루 이용된다. 실험 결과 암세포를 억제하는 것은 물론 암세포의 전이와 재발을 막는 작용도 뛰어난 것으로 밝혀졌다.

중국 상해에서 행한 임상 실험 결과 간암, 위암 36례 중 현저하게 효과를 본 것은 4례이고, 효과를 본 것은 10례였다고 한다. 체외 실험결과 급성임파형을 비롯한 각종 백혈병세포에 대하여 비교적 강한 억제작용을

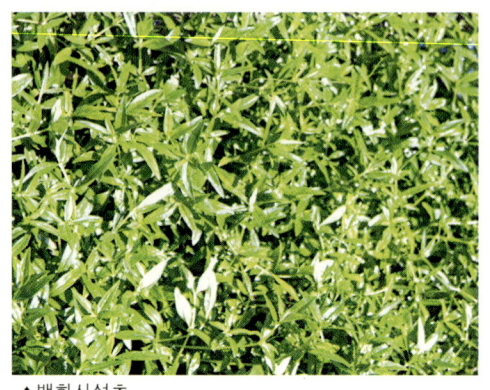
▲백화사설초

나타내었다. 그리고 복수암세포에도 효과가 있었으며, 항체 형성을 자극하고 백혈구의 박테리오파아제를 삼키는 기능을 촉진한다고 한다.

위암, 식도암에는 백모근과 의이인, 오약, 용규, 삼칠근 등과 많이 이용하고, 임파선류에는 반지련과 같이 많이 이용한다. 직장암에는 용규와 반지련을 같이 사용하며, 자궁암에는 산두근, 관중, 황백과 같이 이용한다. 또한 각종 암증에 지룡, 오공, 노봉방, 포공영, 전갈 등과 함께 알약을 만들어 이용하면 효과가 좋다.

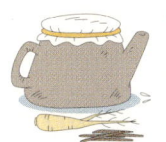

암을 예방하는
항암 열매 5가지

살구나무 씨 **행 인**

    장미과 식물인 살구나무의 씨나 개살구
나무, 시베리아 살구나무의 씨를 한의학에서는 행인杏仁이라고 한다.

> 살구씨에는 아미그달린과 그와 비슷한 B-지아노겐 배당체 성분의
> 항암 활성물질이 들어있다. 주성분인 아미그달린은 암세포만을
> 선택하여 억제하고 죽이는 작용이 있다.

    실험 결과 살구씨를 달인 물은 JTC-26암세포에 대한 억제율이

50～70%였고, 또 살구씨는 발암성 진균인 누른 누룩곰팡이와 잡색 누룩곰팡이의 생장을 100% 억제했다는 보고가 있다.

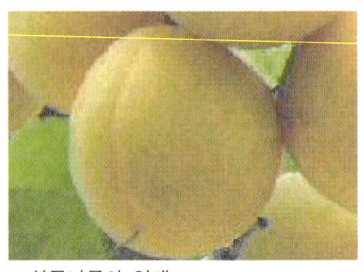

▲살구나무의 열매

식도암에는 살구씨, 복령, 건강, 감초를 주로 이용하고, 자궁암에는 살구씨, 복숭아씨, 대황, 거머리 등을 많이 사용한다. 살구씨는 기침을 멎게 하는 효과도 있다. 폐암에는 비파엽, 황기, 포황, 사삼, 벌꿀, 반지련 등과 같이 많이 이용한다.

산사나무의 열매 산 사

산사는 장미과 식물 산사나무의 열매이다. 산사는 그 성질이 약간 덥고 맛은 달면서 새큼하다. 주로 비장과 위장, 간장에서 작용을 한다. 산사에는 레몬산, 사과산, 사포닌, 비타민과 더불어 아미그달린이 함유되어 있다.

산사는 고기를 소화시키는 데 매우 효과가 높은 약재이다. 한의학에서는 소화를 돕고 설사를 멎게 하며 위와 장의 기능을 좋게 하는 데 빠져서는 안 될 약재가 산사이다.

따라서 이 열매는 각종 체증을 다
스리고 헛배 부른 증상에 효과가 있
다. 또 신물이 올라오는 증상이나 설
사, 이질에 좋고, 요통이나 산후에 멎
지 않는 하혈 증상도 개선한다.

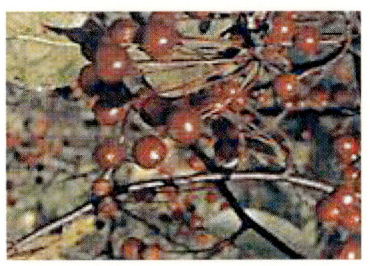
▲산사

현대 약리학 실험에 의하면 산사에
는 이질균 등에 대한 억제작용이 있고, 혈관을 확장시켜 관상동맥의
혈류량을 증가시킨다고 한다. 또한 혈압과 혈청 콜레스테롤 수치를
내리고 강심작용과 자궁을 수축시키는 작용도 있음이 밝혀졌다.

산사는 고혈압, 심장병, 동맥경화에도 좋고 항암작용도 뚜렷하다. 산
사 달인 즙을 종양을 이식한 동물에게 먹였더니 생명이 연장되었으며,
또 흰생쥐의 복수암 세포를 억제하는 뚜렷한 효과가 있는 것으로 밝
혀졌기 때문이다. 산사 씨앗을 달인 물은 JTC-26암세포에 대한 실험에
서 암세포 억제율이 50~70%였다.

최근의 연구 보고에 따르면 산사는 황곡 곰팡이 독소 B₁에 의해
빚어진 돌연변이 작용에 뚜렷한 억제작용이 있어 간암을 예방하
는 약효가 있다는 주장이 제기돼 관심을 모으고 있다.

새콤달콤 진한 맛 매 실

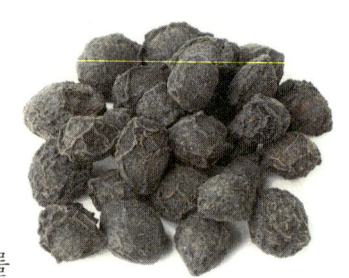

한의학에서는 오매라고 불리는 약재이
다. 장미과의 매실나무(매화나무) 열매를
말려 사용한다. 매실은 예로부터 건강식품이나 약재로 자주 활용되었
다. 5월 말에서 6월 중순에 녹색으로 익는 열매에 뛰어난 약효가 숨어
있는데 그 성질은 따뜻하고 맛은 시큼하다.

주요 약효는 수렴시키는 작용과 진액을 생성시키는 작용을 한다. 따
라서 오래된 기침이나 가슴 속의 열로 갈증이 나는 증상을 개선하는
효과가 있다. 또 오래된 설사나 이질, 대변 출혈, 혈뇨, 여성 하혈증을
다스리는 약효가 있기도 하다. 특히 항암효과가 있는 것으로 알려지
면서 매실은 이 시대 최고의 건강식품으로 평가받고 있다.

현대 약리학 연구에 따르면 매실에는 레몬산 19%, 사과산 15%, 호
박산, 탄수화물 등 다양한 성분이 함유돼 있는 것으로 밝혀졌다. 이러
한 성분들로 인해 매실은 항균작용과 항진균작용, 그리고 항과민작용

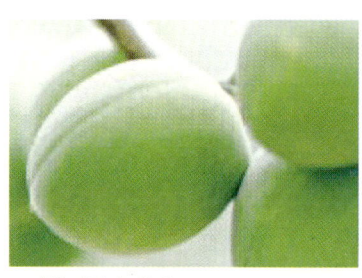

▲매화나무의 열매

을 하는 것으로 알려져 있다. 특히 매
실은 황곡 곰팡이 독소 B_1에 의해 발
생한 돌연변이 작용에 대하여 뚜렷한
억제효과가 있는 것으로 밝혀지면서
뛰어난 항암효과에 사람들의 관심이
집중되고 있다.

실험에 의하면 각종 암세포에 대하여 억제작용을 발휘하며 특히 백혈구의 기능을 강화시켜 암에 대한 생체 면역력을 증강시킨다고 한다. 암의 예방에도 탁월한 작용을 하는 것이다.

☞ 이렇게 활용하세요!

▶ **각종 종양일 때**
- 매실을 절여서 나온 즙 또는 즙을 짜낸 것 1,000㎖를 매실 27개와 함께 돌냄비에 넣고 끓인 뒤, 약한 불로 30분간 더 끓여서 24시간 동안 둔 다음 즙을 걸러낸다. 처음에는 매회 2㎖를 복용하고 점차 3㎖까지 증가시킨다. 매일 6회씩 먹되, 식사 전과 후에 각각 1회씩 복용한다.

빨간 영양제 대 추

대추는 갈매나무과 대추나무의 열매로 품종이 아주 많다. 강장제, 이뇨제, 영양제, 중화제, 진해제, 소염제로 효능이 있다.

예로부터 내장의 기능을 회복시키고 온몸을 튼튼하게 하며 신경을 안정시키고 노화를 막아 젊음을 유지시켜주는 것으로 알려져 있다. 혈액순환을 좋게 하므로 심장을 튼튼하게 하고 열을 내리며 여러 가지 약재를 중화하여 효력을 더 크게 하는 힘도 있다.

대추의 약효에 대해 〈신농본초경〉에는 "속을 편하게 하고 비장의 기운을 길러 주며 위의 기능을 좋게 한다."고 하였고 〈일화본초〉에는 "오장을 보하고 허손을 다스리며, 장과 위를 윤택하게 한다."고 했다.

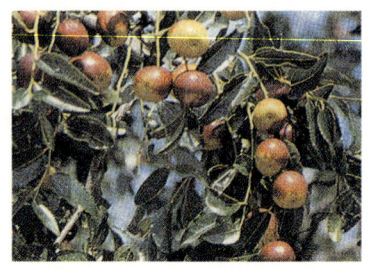
▲대추나무

〈동의학사전〉은 대추에 대해 이렇게 적고 있다.

"맛은 달고 성질은 평하다. 비경·위경에 작용한다. 비, 위, 심, 폐를 보하고 진액을 불려주며 완화작용을 한다. 생강과 같이 쓰면 영위를 조화시킨다. 약리실험에서 강장작용, 간 보호작용이 밝혀졌다. 설사, 이질, 복통, 잘 놀라며 가슴이 두근거리는 데, 마른기침, 입안이 마르는 데 쓴다. 대추는 강장제로도 쓰고 보약으로도 쓰며 약밥을 해 먹기도 한다."

☞ 이렇게 활용하세요!

▶ **위암일 때**
- 날마다 대추와 선학초를 진하게 달여서 여러 차례 나누어 마신다.

▶ **급·만성 간염이나 간경화 환자의 혈청 GPT 활성이 높아졌을 때**
- 매일 밤 잠자리에 들기 전에 대추땅콩탕을 복용한다.

※ **대추땅콩탕 만드는 법**
대추, 땅콩, 흑설탕 각각 30g을 준비한 뒤 먼저 땅콩을 끓인다. 그런 다음 나중에 대추와 설탕을 넣어 푹 끓여서 먹으면 된다.

대추는 비위 기능이 약하고 몸이 찬 사람에게 효과적이다. 또한 여성들에게 흔한 정신적·심리적 갈등으로 인한 히스테리 증세를 치료하는 데 효과가 크다. 또 속이 답답하고 잠이 잘 오지 않는 불면증에 이용한다. 신 대추씨는 최면, 신경 안정, 강장효과가 있는 외에 불면증을 치료하는 효과가 크다. 대추씨보다 멧대추씨가 정신을 안정시키는 효과가 더 강한데 한의학에서 산조인이라 부르는 약재이다.

북한에서는 대추나무잎 달인 물을 고혈압 치료에 써서 거의 90% 가까운 치료 효과를 거두고 있다고 한다.

하늘타리 열매 과루인

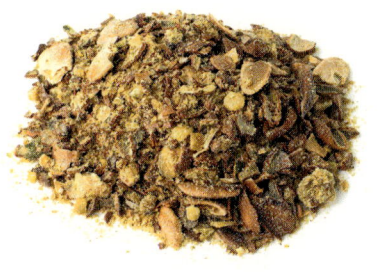

과루인瓜蔞仁은 하늘타리 열매 속에 들어 있는 종자이다. 뿌리는 천화분이라고 한다.

하늘타리 씨와 뿌리는 뛰어난 항암 효과 외에 가래를 삭이고 대변을 잘 나가게 하는 등의 약리효과가 높은 약재이다. 하늘타리 열매의 주성분은 트리테르페노이드 사포닌인데 이 성분이 복수암腹水癌세포를 죽이는 작용이 있다고 한다. 이 열매의 항암작용은 그 씨앗보다 열매 껍질이 더 강하다.

하늘타리 뿌리는 부작용이 없는 훌륭한 항암약재이다. 약효 성분은 암세포에 달라붙어 암세포의 호흡을 억제하여 암세포가 괴사하도록 유도한다. 천화분 추출물의 악성포도상기태에 대한 억제율은 90%이상이었다.

유선암인 경우 천화분에 하고초, 해조, 곤포, 노봉방, 현삼, 패모, 오공 등과 같이 처방을 구성하면 좋고, 식도암인 경우 만삼, 산약, 천문동, 맥문동, 도인 등과 같이 사용한다.

그리고 화학요법 부작용의 예방과 치료에 노근, 생지황, 현삼, 맥문동, 석곡 등과 천화분을 함께 사용하면 효과가 좋다는 보고가 있다. 유방암 초기에는 생지황, 향부자, 백개자, 청피, 천산갑, 목통, 천궁 등과 같이 약재를 구성하여 이용한다.

하늘타리 열매와 하늘타리 씨, 하늘타리 뿌리의 약성에 대해서는 〈동의학사전〉에 다음과 같이 적혀있다.

하늘타리 열매

"가을에 열매가 누렇게 익었을 때 따서 그늘에서 말린다. 맛은 달고 쓰며 성질은 차다. 폐경, 위경, 대장경에 작용한다. 폐를 튼튼하게 하고 담을 삭이며 단단한 것을 흩어지게 하고 대변을 잘 통하게 한다.

약리실험에서 항암작용이 밝혀졌다. 담열로 인한 기침, 흉비, 결흉, 폐위, 소갈, 황달, 변비 증상의 초기에 유용하다. 비위가 허한하고 대변이 묽으며 한습담이 있는 데는 쓰지 않는다. 하늘타리 열매 껍질은 폐렴, 이질, 황달, 콩팥염, 요로 감염, 기관지염, 편도염, 젖앓이, 부스럼, 덴 데 등에 쓰고 하늘타리 줄기와 잎은 더위를 먹고 열이 나는 데 쓴다."

하늘타리 씨

"가을에 열매가 누렇게 익었을 때 따서 씨를 받아 물에 씻어 햇볕에 말린다. 맛은 달고 쓰며 성질은 차다. 폐경, 위경에 작용한다. 열을 내리고 담을 삭이며, 폐를 튼튼하게 하고 대변을 잘 통하게 한다. 약리실험에서 항암작용을 나타내고 사포닌 성분이 가래를 삭이는 작용이 있는 것으로 나타났다. 조담·열담으로 인한 기침, 마른기침, 기관지염, 변비 등에 쓴다."

하늘타리 뿌리

"가을에 뿌리를 캐어 물에 씻어 겉껍질을 벗긴 다음 썰거나 쪼개어 햇볕에 말린다. 맛은 쓰고 성질은 차다. 폐경, 위경, 대장경에 작용한다. 열을 내리고 갈증을 멈추며 담을 삭이고 독을 풀며 부스럼을 낫게 하고 고름을 빼낸다. 또한 월경을 통하게 하고 황달을 낫게 한다. 약리실험에서 항암작용을 나타내며 적리균을 비롯한 병원성 미생물에

대한 억제작용을 나타낸다. 소갈병, 기침, 부스럼, 치루, 월경불순, 황
달 등에 쓴다.”

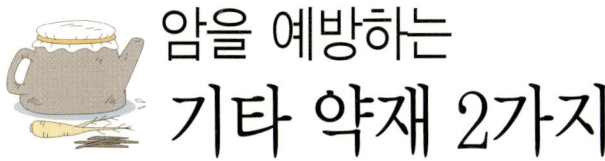

암을 예방하는
기타 약재 2가지

참나무의 선물 목초액

  참나무를 태워나오는 연기를 액화시켜 만든다는 목초액은 해독 및 면역 강화 효과가 있어 일본 등에서는 오래 전부터 민간요법으로 쓰여오는 것으로 전해진다.

  하지만 이런 효능에 대한 과학적인 연구는 거의 없었다. 그런데 얼마 전 한국원자력병원 책임연구원인 유용운 박사가 목초액의 약리작용에 대한 몇 가지 실험을 실시했다. 그 결과 지금까지 알려진 효능을 상당 부분 뒷받침하는 내용이 밝혀졌다.

  먼저 면역효과 실험에서 목초액을 1%농도로 물에 희석시켜 쥐에게 먹여보았다. 그리고 24시간이 경과하자 물만 먹인 쥐보다 임파구가 16.1% 혈소판이 40.7% 증가했다는 것이다. 이는 면역력 증강 효과를 보여주는 것이다. 또 건강한 남자에게 일정량의 포도당을 투여하고, 다른 사람에게는 포도당 투여 후 목초액을 3% 농도로 희석시켜 투여했다. 그 결과 목초액을 함께 투여한 사람은 포도당만 투여한 사람보다 혈당수치가 1.6배나 빨리 정상치로 회복됐다는 것이다.

비록 시험관 실험이지만 목초액을 투여한 결과 위암은 98.5%, 대장암은 94.4%까지 암세포 증식이 억제됐다는 결과도 소개돼 항암 물질로서의 가능성을 보여주고 있다.

산소 촉매제 유기 게르마늄

생물학적인 구조에서 게르마늄의 각 원자들은 세 개의 산소원자와 결합하여 효과적인 산소 운반자가 된다. 이와 같이 세포 단계에서 산소 이용 능력을 개선해주는 게르마늄 Ge-132의 능력은 신체에 이득을 줄 수 있는 물질이다.

노벨의학상 수상자인 암 연구가 닥터 오토 와버그는 암세포가 산소를 대사하지 못한다는 것을 발견하였다. 산소가 풍부한 세포는 암세포를 퇴화시키고 정상 세포로 되돌린다. 따라서 우리는 많은 만성질병의 원인은 세포의 불충분한 산소 때문인 것을 인식해야 한다. 그만큼 산소가 우리 인체에 중요한 부분을 차지하고 있다는 것이다.

게르마늄 Ge-132는 산소가 세포막을 통과하여 세포 내에 이동하는 것을 촉진하는 운반자로서 작용한다. 다양한 질병과 싸우는 유기 게르마늄의 효능은 세포에 산소를 제공하는 능력이 있다.

많은 연구가들은 Ge-132가 폐암, 방광암, 인두암, 유방암, 천식, 백혈병, 당뇨, 고혈압, 허혈성 심장병, 신경성 뇌연화증, 자궁근종, 간경화 등에 효과적이라는 것을 발견하였다. Ge-132는 면역체계를 정상화시키고 증강시키기 때문이다.

유기 게르마늄은 다른 명확한 부작용이 없이 훌륭한 생리적인 작용을 갖고 있는 것이다.

한편 거의 30년 선에 발견된 인터페론은 면역체계에 중요한 역할을 하고 있고, 강력한 항암인자로서 인식되고 있다.

과학자들은 인체 고유의 인터페론의 생산을 증가시키는 방법들을 연구해오고 있으나, 내인성 인터페론의 생산을 증가시키는 쪽으로 발전되어온 대부분의 약들은 부작용을 유발할 수 있는 가능성이 크다고 한다.

그러나 Ge-132는 사람과 동물 모두에게서 심각한 부작용이나 독성 없이 인터페론의 생성을 증가시킬 수 있다.

유기 게르마늄은 식물성이어야 안전하며 신선초, 민들레, 컴프리 등 녹즙재료가 되는 식물에 많이 들어 있다.

제5장

암 환자에게 좋은
밥·죽·음료

암 환자는 대부분 정상적인 식사를 하기 힘
들다. 그 결과 심각한 영양의 불균형 상태를
초래하기 쉽다.
따라서 암 환자는 식이요법에 각별한
신경을 써야 한다. 평소 암 환자가 먹으면
암의 예방과 치료에 도움이 되는
주식류, 반찬류, 음료, 그리고 탕류 등을
소개한다.

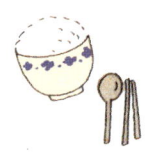# 암 환자에게 좋은
영양밥 6가지

식도암 · 위암에 좋은 **우유쌀밥**

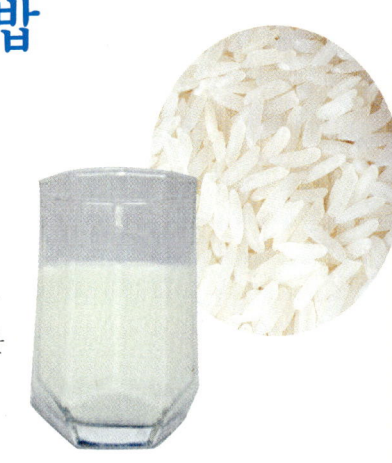

【재료】쌀 500g, 우유 500㎖.

【만드는 법】

① 쌀은 씻어서 물을 붓고 밥을 짓는다.

② 반쯤 익었을 때 우유를 붓고 약한
   불로 뜸을 들인 뒤 먹는다.

우유쌀밥은 허약 손상을 보하고 비장과 위장의 기능을 도우며 진액을
생성시켜 대장을 윤택하게 하는 효능이 있다.

따라서 식도암, 위암, 폐암, 대장암 환자가 먹으면 좋다. 또 위장병, 고혈압, 고지혈증, 협심증 등의 증상을 개선시키는 약효가 있기도 하다.

암환자의 허약증 다스리는 **찹쌀대추밥**

【재료】찹쌀 25g, 잔대 10g, 대추 20개.

【만드는법】

① 잔대, 대추를 냄비에 넣고 물을 적당히 부은 뒤 불린다.

② 그런 다음 30분 정도 끓여서 잔대, 대추를 건져내고 그 즙을 걸러내 놓는다.

③ 찹쌀을 깨끗하게 씻은 뒤 물을 부어서 큰 그릇에 담아 솥에서 푹 쪄낸 뒤 다른 그릇에 담는다.

④ 여기에 대추를 위에 얹고 잔대, 대추 달인 즙을 끼얹어 먹는다.

찹쌀대추밥은 기를 보하고 비장을 튼튼하게 하며 위장을 편안하게 하면서 각종 암을 예방하고 치료하는 효능이 있다.

따라서 이 처방은 종양 환자의 허약한 체질을 보하고 식욕감퇴, 영양불량, 가슴 두근거림증, 불면증 등의 증상 완화에 도움이 된다. 또 비장 기능의 허약에 의한 설사나 부종 등에도 응용하면 좋은 효과가 있다.

소화 잘되는 항암밥 **팔색약밥**

【재료】찹쌀 500g, 율무 · 백편두 · 연밥(심
　　　　을 제거한다) · 호둣살 · 은행 각각 50g,
　　　　밤 · 설탕에 절인 매실 각각 25g, 대추 20개.

【만드는 법】
① 율무, 백편두, 연밥은 우선 따뜻한 물로 불린 다음 냄비 또는 압
　 력솥에서 푹 삶아 익힌다.
② 대추는 씻어서 물에 불리고 호둣살은 볶아 익힌다.
③ 매실과 은행도 따로 준비한다.
④ 찹쌀은 씻어서 냄비에 넣고 밥을 짓는다. 그런 다음 준비한 재료
　 들과 함께 섞어서 다시 솥에서 15~20분 동안 쪄낸 뒤 먹으면
　 된다. 이때 설탕물을 끼얹어 맛을 내도 된다.

이 약밥에는 항암효과가 있는 식품이 여러 가지 들어있어 꾸준히 먹
으면 뛰어난 항암작용을 한다. 또 비장을 튼튼하게 하고 위장의 기능
을 좋게 하기도 한다.

따라서 암환자나 허약한 노인, 입맛이 없고 정신이 위축돼 있는 사람이 먹으면 좋다. 또 대변에 설사 기운이 있고, 몸에 부종이 있는 사람에게도 효과적이다.

그런데 만약 속에 습열이 뭉쳐있고, 명치와 배가 더부룩하면서 답답하고 소화가 잘 안 될 때는 먹지 않는 것이 좋다.

비장·위장에 좋은 항암떡 **연밥떡**

【재료】 찹쌀 또는 멥쌀 500g, 말린 연밥(씨를 제거한 것) 약 100g.

【만드는 법】

① 우선 연밥과 쌀을 가루로 만든다.

② 여기에 대추, 건포도, 잣 등을 적당히 섞는다.

③ 그런 다음 솥에서 쪄낸 뒤 적당한 크기로 썰어서 먹는다.

이 약떡은 비장과 위장을 튼튼하게 하고 도우며 심신을 안정시키는 효능이 있다. 특히 항암작용을 한다.

따라서 노년기 체질 허약이나 병후의 조리 시, 비장 허약에 의한 설사, 불면증이 심하고 잘 놀라는 사람이 먹으면 좋다.

각종 종양에도 효과가 있으므로 항암떡이라고도 할 수 있다.

면역기능 높여주는 **복령떡**

【재료】 쌀가루, 복령가루, 파·피망 등 채소 각각 적당량.

【만드는 법】

① 두 가지 가루와 채소를 물로 개어서 부침개로 해 먹는다.

이 약떡은 몸의 기를 보해주고 위기능을 좋게 한다. 또한 항암효과를 나타내어 각종 암환자에게 좋다. 또 기가 허약하고 몸이 약한 사람이 먹어도 된다.

평소 가슴이 두근거리거나 숨이 차면서 식욕이 저하될 때도 먹으면 좋다. 피로가 심하고 불면증과 대변에 설사 증상이 있을 때, 혹은 병을 앓은 후 몸조리할 때도 도움이 된다.

특히 암환자가 방사선과 화학치료 중일 때 먹으면 좋다. 몸이 야위고 기운이 없으며, 면역기능이 저하되는 경우에 이를 보강해주는 효능이 있기 때문이다.

기를 북돋아주는 **무채 부침개**

【재료】 밀가루·율무가루 각각 250g, 무채 100~200g.

【만드는 법】

① 밀가루와 율무가루에 물을 부어 반죽을 한다.

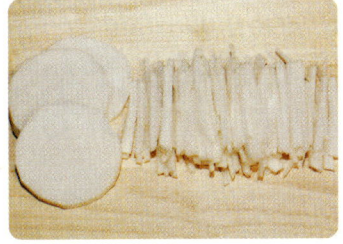

② 그런 다음 만두피처럼 적당한 크기로 얇게 민 뒤 양념을 조금 한 무채를 속으로 넣은 뒤 싼다.

③ 프라이팬에 들기름을 두르고 구워 내어 먹는다.

이 부침개는 위장을 튼튼하게 하고 기를 다스리며 소화를 돕는 역할을 한다. 또한 가래를 삭이면서 항암작용을 한다.

> 따라서 식도암, 위암, 대장암으로 기가 두드러지게 적체돼 있을 때 먹으면 좋다.

또 노인성 기침이나 가슴 속이 답답한 증상에도 효과가 있고 식욕부진이나 소화불량, 변비 등에도 응용하면 좋은 효과를 기대할 수 있다.

　※ 이외에도 평소 암환자가 먹으면 좋은 주식류로는 강낭콩밥, 대추백합밥, 완두콩밥 등이 있다.

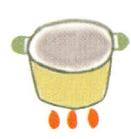# 암 환자에게 좋은
영양죽 19가지

체력 약한 암환자에게 최고! 우유죽

【재료】 쌀 100g, 우유 200㎖.

【만드는 법】

① 쌀로 밥을 짓되 반쯤 익으면 우유를 넣고 잘 섞는다.

② 그런 다음 죽으로 끓여서 먹으면 된다.

이 약죽은 허약증을 보하고 피의 생성을 촉진하며 오장육부를 윤택하게 하므로 식도암, 위암으로 체력이 허약한 암환자가 먹으면 좋다.

기혈이 부족하고 마른기침이 나며 대변이 건조하여 변비증상이 있는 사람이 먹어도 도움이 된다.

허약한 암환자에게 좋은 닭즙죽

【재료】 암탉 1마리(약 2kg 정도 되는 것), 쌀 100g.

【만드는 법】

① 닭은 깨끗이 다듬은 후 물을 붓고 푹 끓여 진한 즙을 걸러낸다.

② 이렇게 만든 닭즙에 쌀을 넣고 죽으로 끓여 먹는다.

이 약죽은 기혈을 보하고 오장을 자양하는 효과가 있다. 따라서 종양환자이면서 몸이 허약하고 기혈도 허약한 경우에 먹으면 좋다.

그러나 열이 심하게 나면서 감기를 앓을 때는 먹지 않는 것이 좋다.

폐암 · 간암 환자에게 좋은 돼지허파죽

【재료】 돼지 허파 500g, 율무 30g, 쌀 100g, 파 · 생강 · 소금 · 조미료 · 맛술 각각 적당량.

【만드는 법】

① 돼지 허파를 깨끗이 씻은 뒤 물을 붓고
   맛술을 넣어서 어느 정도 익도록 삶
   아낸다.

② 그런 다음 허파를 잘게 썰어둔다.

③ 쌀과 율무를 씻고 돼지 허파와 함께
   솥에 넣는다.

④ 여기에 파, 생강, 소금, 조미료, 맛술을 첨가하여 센 불로 끓인
   뒤 약한 불에서 쌀이 완전히 퍼지도록 끓인다.

> 이 약죽은 폐를 보하고 비장을 튼튼하게 한다. 또 기침을 멎게 하
> 면서 가래를 삭인다. 그리고 항암작용을 한다. 따라서 폐암이나 간
> 암 환자가 먹으면 좋다.

또 폐의 기가 허약하여 빚어진 오래된 기침 증상에도 응용하면 효과
가 있다.

면역기능 높이는 항암죽 인삼죽

【재료】 인삼가루 3g, 잔대가루 15g, 율무가루

50g, 쌀 100g, 설탕 약간.

【만드는 법】

① 쌀과 기타 재료를 함께 솥에 넣는다.

② 그런 다음 죽으로 끓이면 된다.

이 약죽은 원기를 북돋아주고 오장을 보하는 효능이 있다. 또 몸의 진액을 생성시키면서 항노쇠 작용을 한다. 따라서 암 환자가 먹으면 좋다. 몸이 쇠약해지고 야위는 증상을 예방하는 효과가 있기 때문이다.

특히 방사선 치료나 화학요법으로 몸의 면역기능이 현저히 저하돼 있을 때 먹으면 아주 좋다. 그러나 평소 몸에 열이 많고 화가 거센 경우에는 먹지 않는 것이 좋다.

암환자의 병후 회복식 대추죽

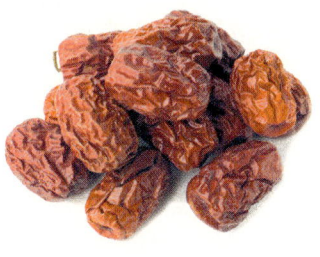

【재료】 대추 10~15개, 복령가루 30g,
쌀 100g.

【만드는 법】

① 쌀로 죽을 끓인다.

② 죽이 거의 다 되었을 때 복령가루와 대추를 넣는다.

③ 그런 다음 푹 익혀서 먹으면 된다.

이 약죽은 몸의 기를 보하고 비장을 튼튼하게 하는 효능이 있다. 또 위를 편안하게 하기도 한다. 특히 항암효과가 크고 항노쇠 작용을 하는 약효가 있다.

따라서 각종 암 환자의 병후 회복식으로 활용하면 좋다. 또 노년기 위장 허약으로 인해 음식 섭취량이 감소하고 비장 허약으로 인해 설사 기운이 있을 때도 먹으면 된다.

특히 영양불량이나 혈소판 감소, 빈혈, 만성 간염 환자가 먹어도 좋은 효과를 나타낸다.

대장암 환자에게 좋은
옥수수 가루죽

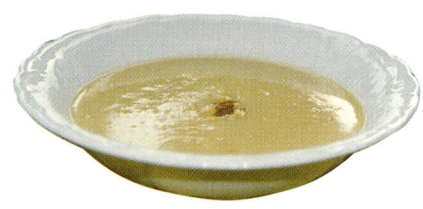

【재료】옥수수 가루 30g, 율무가루 30g, 쌀 100g.

【만드는 법】

① 쌀로 죽을 끓인다.

② 죽이 거의 다 익었을 때 옥수수가루와 율무가루를 넣고 푹 끓인다.

이 약죽은 몸의 지혈을 내리고 이뇨작용을 원활하게 하는 효과가 있다. 또 폐의 기능을 좋게 하고 심장을 편안하게 하기도 한다.

특히 항암효과가 크다. 따라서 대장암 환자나 고지혈증 환자, 협심증과 만성 신장염 환자가 먹으면 좋다.

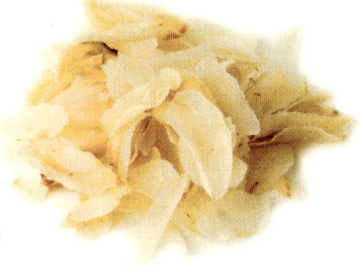

암환자의 회복식 **백합죽**

【재료】 백합가루 10g(또는 신선한 백합 60g), 쌀 100g, 설탕 약간.

【만드는 법】

① 먼저 쌀로 죽을 끓인다.

② 죽이 거의 다 되었을 때 백합가루와 설탕을 조금 넣고 더 끓여서 먹는다.

이 약죽은 폐를 윤택하게 하고 기침을 멎게 하며 심신을 안정시키는 효과가 있다. 특히 항암효과가 있으므로 암 환자가 먹으면 좋은 회복식이자, 예방식이다.

몸이 허약한 암환자에게 좋다! 호두죽

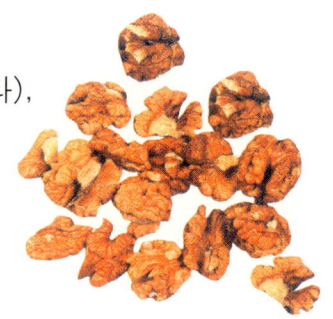

【재료】호둣살 10~15개(잘게 부순다),
　　　쌀 100g.

【만드는 법】

① 쌀과 호두를 넣고 죽으로 끓인다.

이 약죽은 폐와 신장의 기능을 좋게 하고 대장을 윤택하게 하여
대변 배설이 잘 되게 한다. 또 이뇨작용을 돕고 기침과 천식을 멎게
하며, 머리를 검게 하는 약효가 있다. 특히 항암효과가 크다.

> 따라서 이 약죽은 몸이 허약하고 귀에서 소리가 나며 머리가 어지
> 러운 암환자가 먹으면 좋다.

또 노년기 신장 허약으로 인해 빚어진 허리와 다리의 통증을 다스리
고, 하체 무기력증과 오래된 기침 증상을 완화시키는 효과가 있다. 이
외에도 소변이 제대로 나오지 않는 증상과 노인성 변비 환자가 먹으
면 좋다.

위암환자에게 좋은 **당근죽**

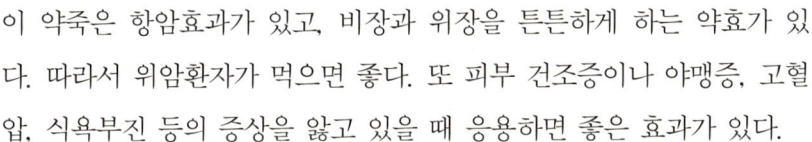

【재료】쌀 250g, 당근 50g.

【만드는 법】

① 쌀로 죽을 끓인다.

② 죽이 거의 다 되어갈 즈음 잘게 썬 당근을 넣고 익혀내면 된다.

이 약죽은 항암효과가 있고, 비장과 위장을 튼튼하게 하는 약효가 있다. 따라서 위암환자가 먹으면 좋다. 또 피부 건조증이나 야맹증, 고혈압, 식욕부진 등의 증상을 앓고 있을 때 응용하면 좋은 효과가 있다.

몸 허약한 암환자에게 좋은 **연밥가루죽**

【재료】연밥가루 30g, 쌀 100g.

【만드는 법】

① 우선 쌀로 죽을 끓인다.

② 죽이 거의 다 되었을 때 연밥가루를 넣고 한소끔 더 끓여서 먹는다.

이 약죽은 비장과 신장을 튼튼하게 보하고 심신을 안정시키는 효과가 있다. 특히 항암효과가 크다.

따라서 평소 몸이 허약한 암환자이면서 불면증이 심하고 밤에 소변이 잦은 증상을 가지고 있을 때 먹으면 좋은 효과가 있다.

그러나 감기로 열이 나거나 변비 증상이 있을 때는 먹지 않는 것이 좋다. 연밥 대신 무를 응용해 이 같이 죽을 쑤어 먹어도 항암효과를 기대할 수 있다.

위암·간암 환자에게 좋은 율무구기자죽

【재료】쌀 100g, 율무가루 30~60g,
구기자 30~50g.

【만드는 법】

① 쌀과 구기자로 먼저 죽을 끓인다.

② 죽이 거의 다 되었을 때 율무가루를 넣는다.

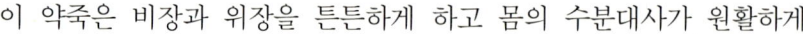

이 약죽은 비장과 위장을 튼튼하게 하고 몸의 수분대사가 원활하게

이루어지도록 하는 효과가 있다. 특히 항암작용을 한다.

항암효과 큰 마늘죽

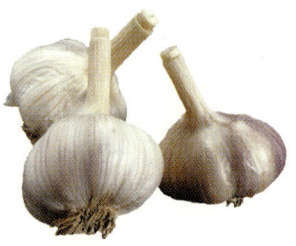

【재료】쌀 100g, 껍질이 자주색인 마늘
　　　 30~50g.

【만드는 법】

① 마늘은 껍질을 벗겨내고 끓는 물에 1분간 삶아낸다.

② 그런 다음 쌀을 마늘 삶은 물에 넣고 죽으로 끓인다.

③ 삶아낸 마늘을 넣고 좀더 끓여서 먹으면 된다.

이 약죽은 항암효과가 있고, 항결핵작용을 하며, 살균하는 작용이 있
다. 또 이질을 멎게 하고 혈압을 내린다.

그러나 폐와 위에 열이 많고 간장, 신장에 화가 있으면 먹지 않는 것이 좋다.

방사선 치료 후 먹으면 좋은 **산약연밥건포도죽**

【재료】 쌀 100g, 생산약·연밥·건포도 각각 50g, 설탕 약간.

【만드는 법】

① 쌀과 산약, 연밥을 넣고 죽으로 끓인다.

② 죽이 거의 다 되면 건포도를 넣고 더 끓인 뒤 설탕으로 간을 한다.

이 약죽은 항암작용을 하고 심장과 비장을 보하며 심신을 안정시키는 약효가 있다.

따라서 주로 암환자가 화학치료나 방사선치료를 받은 뒤 먹으면 좋다. 또 체질이 허약하고 무기력하며, 몸이 나른할 때도 먹으면 보약이 된다.

평소 가슴이 두근거리며 안색이 누렇게 되었을 때도 좋다. 특히 이 약죽은 혈소판 감소증을 치료하는 약효가 있기도 하다.

폐암환자의 아침식사 대용식 **백합행인죽**

【재료】 쌀 100g, 신선한 백합 50g, 행인 10g, 설탕 약간.

【만드는 법】

① 먼저 쌀로 죽을 끓인다.

② 죽이 한소끔 끓으면 껍질을 벗긴 백합과 행인을 넣고 익도록 끓인다.

③ 여기에 설탕을 조금 넣어서 아침 식사 대신으로 먹는다.

이 약죽은 폐를 윤택하게 하여 기침을 멎게 하며 위장을 편안하게 하는 약효가 있다. 또 항암작용을 하기도 한다.

따라서 폐암으로 가래가 많고 기침이 나는 증상에 좋다. 또 위암으로 혀가 붉고 태가 적으며, 음식만 먹으면 위가 아프고 답답한 증상이 있을 때 복용하면 좋은 효과를 나타낸다.

백혈구가 감소될 때 먹으면 좋은 **황기죽**

【재료】 쌀 100g, 황기 30~60g, 설탕 약간.

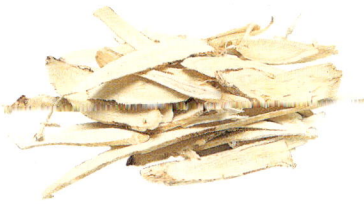

【만드는 법】

① 우선 황기를 물로 달여 진한 즙으로 걸러낸다.

② 이렇게 만든 황기즙에 쌀을 넣고 죽으로 끓인다.

③ 설탕을 조금 넣어 먹는다.

이 약죽은 몸의 원기를 보하고 비장과 위장기능을 보하며 이뇨와 부종을 개선하는 약효가 있다. 따라서 암환자이면서 몸이 허약하고 기혈이 부족하며, 움직이기만 하면 땀이 비오듯 쏟는 증상이 나타날 때 복용하면 좋다.

특히 방사선이나 화학치료를 받은 뒤 식욕이 없고 면역기능이 현저히 떨어지면서 백혈구가 감소되는 증상이 나타날 때 먹으면 좋다.

이외에도 만성 간염이나 만성 설사, 만성 위염, 만성 신장염, 만성 궤양 등의 증상을 개선하는 약효도 있다.

암환자의 무기력증 개선하는 산약율무죽

【재료】 생산약·생율무 각각 60g, 하얀 가루가 많은 곶감 30g.

【만드는 법】

① 산약과 율무를 굵게 부순 뒤 솥에 넣고 물을 부어 푹 익도록 끓인다.

② 그런 다음 곶감을 잘게 썰어넣은 뒤 수시로 먹으면 된다.

이 약죽은 비장과 폐기능을 보하고 윤택하게 하므로 식도암과 위암, 간암으로 인해 음식 섭취량이 줄어들고 무기력증이 심한 증상에 좋은 효과가 있다. 특히 오후만 되면 열이 나고 식은땀을 흘리며, 밤에 기침이 심한 증상이 나타날 때 먹으면 좋다.

암환자의 심신을 안정시키는 원육밤죽

【재료】원육 30g, 밤(껍질을 벗긴 것) 15개, 쌀 100g, 설탕 약간.

【만드는 법】

① 밤을 잘게 썰어서 쌀과 함께 죽으로 끓인다.

② 죽이 반쯤 익었을 때 원육을 넣고 완전히 익으면 설탕을 조금 넣어서 먹는다.

이 약죽은 심장과 신장의 기능을 보하고 심신을 안정시키며, 허리와 무릎을 따뜻하게 하는 약효가 있다.

따라서 종양 환자의 심장·신장 허약증과 가슴 두근거림 증상을 개선하는 효과가 있다. 또 불면증이나 허리·다리의 무기력증, 겨울철 추위를 유난히 많이 타는 증상에도 응용하면 좋다.

암환자의 숙면을 돕는 **연밥감인죽**

【재료】찹쌀 100g, 심을 뺀 연밥 50g, 감인 50g, 구기자 20g, 설탕 약간.
【만드는 법】
① 모든 재료를 솥에 넣고 물을 부어 죽으로 끓인다.
② 죽이 다 되면 설탕을 조금 넣어 먹는다.

이 약죽은 항암작용을 하고 몸을 보하며, 심신을 안정시키는 약효가 있다. 따라서 암환자이면서 체질이 허약하고 가슴이 두근거리며 잠을 잘 때 꿈을 많이 꾸는 증상이 있을 때 복용하면 좋은 효과가 있다. 비장 허약에 의해 헛배가 부르고 설사 증상이 있을 때도 응용하면 좋다.

암환자의 소화기능을 돕는 **연자대추죽**

【재료】찹쌀 60g, 심을 뺀 연밥 20개, 대추 5개, 구기자 15g, 설탕 60g.

【만드는 법】
① 모든 재료를 솥에 넣고 물을 부은 뒤 죽으로 끓인다.
② 그런 다음 설탕을 조금 넣어서 먹는다.

이 약죽은 비장과 위장을 튼튼하게 하면서 항암작용을 한다. 따라서 암환자이면서 설사기운이 있거나 명치 부위에 은근한 통증이 오래 갈 때 복용하면 좋은 효과가 있다.

암 환자에게 좋은
항암 음료 9가지

기관지염 개선하는 항암음료 **인삼호두음료**

【재료】인삼 3g, 호둣살 3개.

【만드는 법】

① 인삼과 호둣살을 솥에 넣고 물을
　부은 뒤 1시간 정도 끓인다.

② 그런 다음 국물을 마시고 인삼과 호두를 먹으면
　된다.

③ 아침에 일어났을 때나 저녁 잠자리에 들기 전에 마시면 좋다.

이 항암 음료는 폐와 신장의 기능을 좋게 하는 약효가 있다. 또 기침을 멎게 하고 가래를 삭인다. 기를 다스려 가쁜 숨을 멎게 하고 기를 보하면서 항암작용을 한다.

따라서 각종 암이나 노년기에 많이 발생하는 만성기관지염 개선에 좋은 효과가 있다. 또 신장 허약으로 인해 이명증이 나타나고 어지러우며, 허리에 시큰한 통증이 있을 때도 마시면 좋다.

암환자가 늘 마시면 좋은 호두즙음료

【재료】호둣살 250g, 설탕 150g.

【만드는 법】

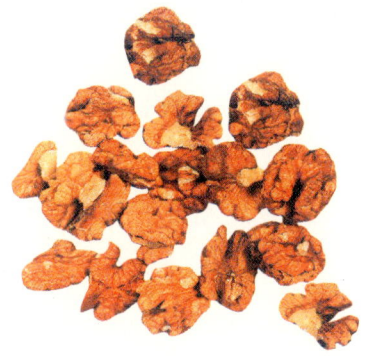

① 호둣살을 따뜻한 물에 5~6분가량 담근 뒤 껍질을 벗기고 간다.

② 그런 다음 여기에 설탕을 넣은 뒤 끓여서 수시로 마시면 된다.

이 항암음료는 허리를 튼튼하게 하고 신장의 기능을 보하는 효능이 있다. 또 폐를 수렴하여 가쁜 숨을 멎게 한다. 특히 대장을 윤택하게 하여 대변 배설이 잘 되게 하면서 항암작용까지 한다.

따라서 각종 암환자가 늘 마시면 좋다. 또 노년기 가래와 기침이 심하고 숨이 가쁜 증상을 개선하는 약효가 있다.

신장 기능의 허약으로 허리와 다리가 시큰하고 무기력한 증상에도 효과가 있고, 현기증이나 이명증 개선에도 도움이 되는 음료이다. 뿐만 아니라 여성의 하혈이나 변비, 신경쇠약, 건망증, 불면증, 요로결석 등의 증상 완화에도 좋은 효과가 있다.

기침을 멎게 하는 항암음료 행인우유차

【재료】행인 200g, 우유 250㎖, 설탕 250g.

【만드는 법】

① 행인을 뜨거운 물에 10분 가량 담근 뒤 껍질을 제거한다.

② 그런 다음 이것을 갈아서 그 즙을 짜낸다.

③ 이렇게 짜낸 것을 냄비에 넣고 설탕과 우유를 부은 뒤 한소끔 끓여서 마신다.

이 항암음료는 기침을 멎게 하고 가래를 삭이며 숨가쁜 증상을 멎게 하는 효능이 있다. 또 대장의 기능을 윤택하게 하고 오장을 자양하면서 항암작용을 한다.

따라서 각종 암이나 노인성 만성기관지염 증상에 좋은 효과가 있다.

또 가래가 많고 천식이 심할 때 응용해도 좋다. 대장 건조성 변비나 당뇨병, 고지혈증, 신체 허약 등의 병증에도 적용된다.

암환자가 늘 마시면 좋은 음료 무즙음료

【재료】흰무 · 설탕 각각 적당량.

【만드는 법】

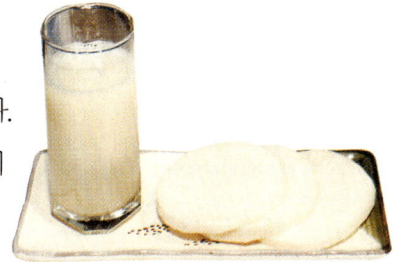

① 무를 깨끗이 씻은 뒤 그 즙을 짜낸다.

② 이렇게 만든 즙에 설탕을 넣어 차게 해서 매회 50㎖ 정도씩 마신다.

③ 하루 3회 정도 마시면 좋다.

이 항암음료는 기를 다스리고 가래를 삭이며 몸의 진액을 생성시키는 약효가 있다. 특히 항암효과 또한 크다.

따라서 각종 암이나 열병, 당뇨병 등의 증상이 있을 때 음료수 대신으로 마시면 좋은 효과가 있다.

또 입안이 마르고 코피가 나는 증상에도 좋다. 만성기관지염이나 기침, 숨이 가쁜 증상은 물론 객혈이나 폐결핵, 이질 등의 병증에도 응용하면 도움이 된다. 특히 이 음료를 평소 자주 마시면 담석증의 생성을 방지하면서 치료하는 효능도 있다.

여름철 항암 음료 매실음료

【재료】 매실 150g, 설탕 적당량.

【만드는 법】

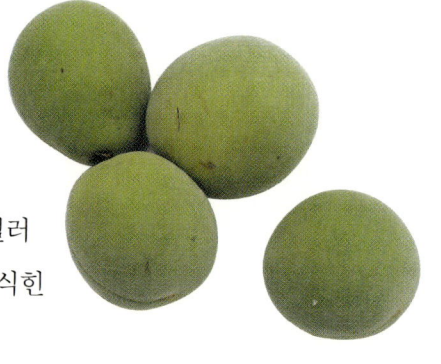

① 매실을 솥에 넣고 적당량의 물을 부어서 푹 끓인다.
② 그런 다음 거즈로 그 즙을 걸러 낸 뒤 설탕을 조금 넣어서 식힌 뒤 마신다.

이 항암음료는 더위를 식히고 몸의 진액을 생성시킨다. 또 간장과 쓸개에 유익한 작용을 한다. 따라서 각종 암에 좋은 효과가 있다. 또 더위를 먹어서 갈증이 나는 증상을 다스리고 담석증이나 간장병 등의 증상 완화에도 도움이 된다.

암 예방·치료 음료 **잔대대추음료**

【재료】 잔대 15g, 대추 20개.

【만드는 법】

① 잔대와 대추를 깨끗이 씻어서 솥에 넣고 적당량의 물을 부은 뒤 약한 불에서 30분 정도 끓인다.

② 그런 다음 그 즙을 걸러낸다.

③ 다시 물을 붓고 한 번 더 끓여서 즙을 걸러낸다.

④ 이렇게 두 번 걸러낸 즙을 한데 섞어서 매일 2회로 나누어 복용한다.

⑤ 이때 대추를 먹으면서 그 즙을 마신다.

이 항암음료는 몸의 기혈을 보하고 비장과 위장의 기능을 튼튼하게 하는 약효가 있다. 특히 뛰어난 항암작용을 하므로 암 예방 음료이자, 암 치료 음료이기도 하다.

따라서 암 환자가 평소 음료처럼 늘 마시면 좋다. 또 기혈이 허약하고 몸이 야월 때도 좋다. 늘 피로하고 현기증이 나며 식후 헛배가 불러오는 증상을 개선시키는 약효가 있기도 하다.

특히 불면증이 심하고 가슴 두근거림 증상이 나타나며 식은땀이 나는 병증에도 적용하면 좋다.

인체 저항력 키워주는 항암음료 **인삼연자음료**

▶ 인삼연자음료

【재료】 인삼 10g, 연밥(심은 제거한다) 10개, 설탕 약간.

【만드는법】

① 인삼과 연밥을 함께 솥에 넣고 적당량의 물을 붓고 달인다.

② 그런 다음 설탕을 조금 넣어서 그 즙을 마시고 인삼과 연밥을 먹는다.

이 항암음료는 몸의 기혈을 보하고 심신을 양호하며 안정시키는 약효가 있다. 또 비장과 위장의 기능을 튼튼하게 하면서 항암작용을 한다. 따라서 암환자이면서 체질이 허약하고 몸이 야위며, 식은땀이 나는 증상이 나타날 때 음료처럼 늘 마시면 좋은 효과가 있다.

특히 인체의 저항력이 약해져 있을 때 이를 개선시켜 주는 작용을 한다.

각종 암에 두루 효과 연밥율무산약음료

【재료】연밥·산약·율무 각각 30g.

【만드는법】

① 우선 연밥과 율무를 솥에 넣고 적당량의 물을 부은 뒤 약 30분 정도 끓인다.

② 그런 다음 산약을 넣고 약한 불에서 끓인 뒤 식혀 복용하면 된다.

③ 이때 즙과 건더기를 함께 먹도록 한다.

이 항암음료는 비장과 위장의 기능을 보하고 신장을 튼튼하게 하며 항암작용을 한다. 따라서 각종 암환자가 먹으면 좋다. 또한 신장기능이 허약한 경우에도 효과가 있고, 위장의 기가 역류하여 치밀어 오르는 증상을 완화시키기도 한다. 특히 여성의 대하증이나 만성 설사 등에 응용해도 좋다.

위암·폐암에 좋은 율무은행음료

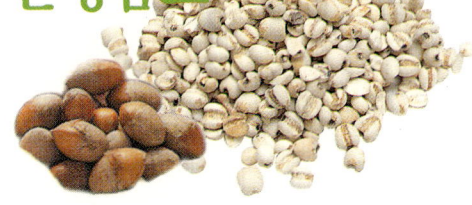

【재료】율무 60g, 은행 12개.

【만드는 법】

① 율무는 씻어서 물에 불리고 은행은 껍질을 제거한다.

② 그런 다음 율무와 은행을 솥에 넣고 물을 적당량 부은 뒤 끓인다.

③ 다 익었으면 설탕을 조금 넣어 매일 그 즙을 마시고 건더기를 먹는다.

이 항암음료는 비장을 튼튼하게 하고 몸의 열을 내리는 약효가 있다. 또한 각종 통증을 다스리는 작용을 한다. 특히 폐기능을 보하면서 항암작용을 한다.

따라서 식도암이나 위암, 폐암 환자가 늘 마시면 좋은 효과가 있다. 또한 당뇨병이나 폐결핵, 소변 배설이 잘 안 되는 증상을 개선시키기도 한다.

특히 유방암이나 자궁경부암 등에도 응용된다. 단, 변비가 있을 때는 그 복용을 삼간다.

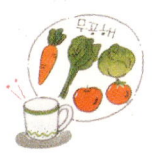

암 환자에게 좋은
항암 녹즙 4가지

하루 2컵 마시면 암 걱정 훌훌 **토마토생즙**

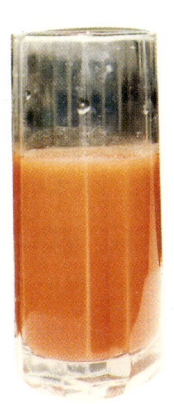

이 시대 최고의 건강식품으로 떠오른 토마토는 우리의 인체 건강에 유익한 작용을 하는 비타민이나 미네랄이 풍부하게 함유돼 있다. 특히 비타민 중에서도 비타민 C 함유량이 높은데 토마토 100g 중에는 비타민 C 함유량이 20mg이나 된다.

이 비타민 C는 리놀산, 섬유소와 마찬가지로 혈액 중의 콜레스테롤 수치를 내려주는 특수성분으로 일컬어지며, 혈관의 경화를 예방하는 데 큰 역할을 한다. 또한 칼륨을 비롯한 미네랄은 혈압을 조절하므로 고혈압을 예방한다.

따라서 토마토는 피를 맑게 하고 동맥경화와 간장병에 매우 좋다. 또한 지방질이 많은 음식의 소화를 돕는 작용을 한다. 여성들의 미용에도 좋고 고혈압인 사람이 장기적으로 섭취하면 큰 효과를 얻을 수 있다. 특히 뛰어난 항암효과를 가진 식품으로 주목을 받고 있다.

만드는 법은 간단하다. 생 토마토 200~300g을 껍질째 믹서에 간다. 그런데 이때 한 가지 유의할 점이 있다. 생즙이 담기는 용기에 미리 얼음을 넣어두는 것이 좋다. 얼음을 넣어두면 야채 속에 함유되어 있는 효소의 활동을 억제하여 산화되는 것을 방지하기 때문이다.

토마토 주스는 만든 지 1분만 지나도 빨갛고 몽글몽글한 것이 위로 떠오르고 아래는 노란색 물로 분리돼버리므로, 잘 저어 주든지, 아니면 즉시 마시도록 하는 것이 좋다.

맛을 내기 위해서 소금을 사용해서는 안 된다. 소금의 나트륨이 혈압을 올려버리기 때문이다. 하루에 2~3컵 정도 마시되 그 양은 400cc 정도가 적당하다.

최고의 암 예방식 **5가지 야채생즙**

5종류의 생야채즙 요법은 일명 '엽록소요법'이라고도 한다. 이 요법의 최대 특징은 전신의 혈액을 깨끗이 해서 각종 질병에 걸리지 않는 약알칼리성 체질로 바꿔준다는 데 있다.

특히 생야채즙 요법은 생식이므로 비타민류가 손실되지 않고 거의 모든 비타민류를 섭취할 수 있다는 이점도 있다. 비타민 C를 대량으로 보급할 수 있어, 인체 조직을 젊어지게 하고 콜레스테롤을 녹여서 동맥경화나 암 예방, 치료에 큰 도움이 된다.

게다가 생야채는 인체에 있어서 무엇보다 중요한 유기수산의 보급원이다. 이것은 위장이나 방광, 요도, 기관지 등에 활력을 주는 것으로 장관이나 기관, 요관의 연동을 활발하게 하는 작용을 한다.

따라서 상습변비가 해소되고, 담이 제거되며, 배뇨도 시원스러워져서 전신이 거뜬해지는 효과를 나타낸다. 이렇듯 놀라운 효능을 지닌 5

가지 야채 생즙은 만드는 법도 간단하다.

5가지 야채로 구성되는데, 이때 반드시 엽채 3종류, 근채 2종류의 배합을 원칙으로 해야 한다. 야채의 잎 부분에는 모든 생물의 근원이라고 일컬어지는 태양에너지, 즉 엽록소와 비타민 C 등이 다량 함유돼 있다. 또 뿌리 부분에는 대지의 영양분, 인체에서 생리상 중요한 역할을 맡고 있는 무기염류가 많이 함유되어 있다.

예를 들어서 양배추, 시금치, 샐러리의 엽채류 3종류를 잘게 썰어서 믹서에 갈고, 근채류로서는 무와 당근을 갈아서 한데 합친 다음 30분 이내에 먹도록 한다. 물론 질척한 죽 같은 느낌인 이 상태 그대로 먹는 게 좋지만 만약 먹기가 힘들다면 물을 2배로 넣어 엷게 해주고 꿀이나 사과즙을 넣어도 된다.

야채는 그밖에도 피망, 브로콜리, 배추, 순무 등 무엇이든 다 좋다. 다만 우엉이나 머위 등 맛이 강한 것은 생식에 적합하지 않다. 이 다섯 종류의 생즙을 아침과 저녁 식사 때 한 컵씩 마시도록 한다.

부엌의 한방약 **감자생즙**

감자는 일명 '부엌의 한방약' 이라고 볼 수 있다. 그것은 감자가 암을 비롯하여 현기증, 불면증, 변비에서부터 위궤양, 고혈압, 간장병, 뇌졸중, 당뇨병에 이르기까지 폭넓은 치료 효과를 나타내기 때문이다.

이러한 감자의 중요한 영양을 매일매일 섭취할 수는 없을까?

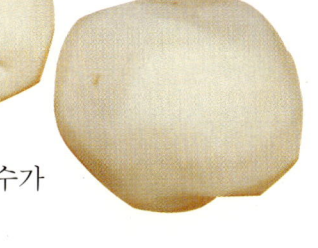

감자로 생즙을 만들어 먹으면 된다. 이렇게 하면 신선한 상태로 날마다 많은 영양을 섭취할 수가 있다.

감자를 생즙으로 먹으면 여러 가지 효과를 볼 수 있는데, 우선 현대인의 편중된 서구식을 자연식으로 자연스럽게 바꿀 수 있다. 또한 육식의 해를 막을 수 있고, 몸 안의 과도한 염분을 배출시킬 수 있다는 것이다. 특히 변비를 고칠 수 있으며 암까지도 능히 예방할 수 있다.

감자 생즙을 만들 때 가장 중요한 것은 싹이 나지 않은 신선한 감자를 선택해야 하고 햇빛에 노출되지 않도록 보관하는 것이다.

감자 생즙은 식전이나 매끼 사이의 공복에 한 잔씩 마시면 좋다. 또 목욕 후에 마셔도 같은 효과를 나타낸다. 목욕 후는 체내의 수분이 땀과 함께 배출된 후이므로 감자의 흡수력이 매우 좋아지기 때문이다.

하루에 몇 회로 나누어 조금씩 먹는 것이 효과적이며, 감자는 자르면 금세 변색이 되고 중요 성분이 파괴되므로 만든 즉시 먹어야 한다. 이러한 감자 생즙은 감자 특유의 맛과 향이 그대로 살아 있어서 먹기 힘들 수도 있다. 이 경우에는 단 것보다는 소금을 조금 넣는 것이 마시기 쉽다. 또 사과나 레몬즙도 맛을 좋게 한다.

영양덩어리 항암녹즙 브로콜리생즙

브로콜리는 주로 서양요리에서 모양을 내는 데 많이 쓰였다. 브로콜리가 발암물질을 억제한다는 사실이 알려지면서 이 시대 최고의 건강식품, 항암식품으로 인기를 모으고 있다.

실제로 브로콜리는 그야말로 영양덩어리이다. 브로콜리에는 발암 억제, 성인병 예방, 위장 기능 활성화 등의 역할을 하는 여러 성분이 다량 함유돼 있다는 것이 과학적으로 속속 밝혀지고 있기 때문이다.

> 한 예로 미국 존스 홉킨스대 의대 연구팀은 브로콜리에 강력한 발암억제 물질인 베타카로틴이 다량 함유돼 있다고 발표한 바 있다.

그래서인지 미국에서는 최근 10년 새 브로콜리 소비량이 33%나 증가했으며, 이웃 일본에서도 꾸준한 증가세를 보이고 있다고 한다. 암이 두렵다면, 혹은 암을 예방하고 싶다면 브로콜리 생즙을 하루 한 잔 정도 마시는 것이 좋다.

암을 예방하는 건강 수칙

- 대한 암 협회, 일본 암 연구센터, 미국 암 연구 협회, 유럽 세계 암 연구재단 출처 -

① 균형이 잡힌 영양식이 되도록 신경을 써야 한다.

② 같은 음식을 계속 먹지 말고 식단의 내용을 바꾸어서 식생활에 변화를 준다.

③ 과식을 피하고 동물성지방의 섭취를 부분적으로 제한한다.

④ 녹황색 야채를 주로 섭취하고 과일 및 곡류 등 섬유질 섭취를 늘린다. (1년 내내 여러 종류의 야채, 과일을 섭취하되, 하루 400~800g을 섭취하거나 하루 5회 이상 섭취하라. 비타민 A,C,E를 많이 섭취)

⑤ 담배를 피우지 않거나 피우더라도 하루에 10개비 이하로 줄여나간다.

⑥ 음주를 하되 과음하지 않도록 한다.

⑦ 너무 짜고 매운 음식을 피하며 뜨거운 음식을 피한다.

⑧ 태양광선, 특히 자외선에 과다 노출을 피한다.

⑨ 오래 두어서 곰팡이가 낀 음식은 먹지 않는다.

⑩ 불에 직접 태우거나 훈제한 생선, 고기 등은 피한다.

⑪ 매일 적당하게 운동을 계속한다.

⑫ 몸을 청결하게 관리해야 한다.

⑬ 과체중이나 저체중이 되지 않도록 하고 성인은 5kg 이상 체중증가가 없도록 하라.

♣ 참고문헌

1. 임상본초학 - 신민교. 영림사

2. 동의사상요결 - 박인상. 소나무

3. 고정관념을 깨면 암은 정복된다 - 이승혁. 건강다이제스트

4. 암 동서의 결합치료 - 문구 · 정병학 · 김병주. 원광대학교 출판국

5. 한방임상보감 - 배원식. 대성의학사

6. 중국중의비방대전 - 호희명 주편. 문회출판사

7. 임상종류종합치료대전 - 장종기. 오림피크 출판사

8. 한방 암 치료가 몸에 좋다 - 대전대학교 암센터. 다정북스

9. 플러스 암 치료법 - 조종관. 국일미디어

10. 토종의학 암 다스리기 - 김인택 · 박천수. 태일출판사

11. 시금묵 임상 약대론 - 이승혁. 의성당

12. 동의보감 - 허준

13. 동의수세보원 - 이제마

14. 본초학 - 전국한의과대학. 영림사

15. 동의학사전 - 북한과학백과사전출판사. 까치

16. 중의종류학 - 욱인존. 과학출판사

17. 중서의결합 종류학 - 이패문 주편. 중국중의약출판사.

18. 항암본초 - 상민의.

19. 중약대사전 - 상해인민출판사

20. 암과 싸우지 마라 - 곤도 마코토. 한송

※ 한약초 사진 제공 - 한국토종야생산야초연구소 (http://jdm0777.com.ne.kr)